京虎子/著

1小时科普

新生儿/婴幼儿 护理

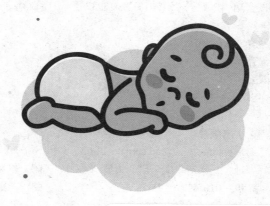

清华大学出版社
北京

图书在版编目（CIP）数据

1小时科普：新生儿/婴幼儿护理 / 京虎子著. —北京：清华大学出版社, 2019

ISBN 978-7-302-52799-2

Ⅰ. ①1…　Ⅱ. ①京…　Ⅲ. ①新生儿 – 护理②婴幼儿 – 护理　Ⅳ. ①R174

中国版本图书馆CIP数据核字(2019)第076932号

责任编辑：胡洪涛　王　华
封面设计：于　芳
责任校对：王淑云
责任印制：丛怀宇

出版发行：清华大学出版社
　　　　　网　　　址：http://www.tup.com.cn，http://www.wqbook.com
　　　　　地　　　址：北京清华大学学研大厦 A 座　　　邮　　编：100084
　　　　　社 总 机：010-62770175　　　　　邮　　购：010-62786544
　　　　　投稿与读者服务：010-62776969, c-service@tup.tsinghua.edu.cn
　　　　　质量反馈：010-62772015, zhiliang@tup.tsinghua.edu.cn
印 装 者：北京嘉实印刷有限公司
经　　销：全国新华书店
开　　本：148mm×210mm　印　张：5.5　字　数：132 千字
版　　次：2019 年 10 月第 1 版　　　印　　次：2019 年 10 月第 1 次印刷
定　　价：45.00 元

产品编号：083164-01

前言

刚刚核对完《1 小时科普：新生儿 / 婴幼儿护理》的最终书稿，就发生了这样的两件事。

第一件事是早上走在街上，遇到一位年轻的妈妈带着年幼的女儿，正在和他人侃侃而谈："现在孩子一感冒，我就知道给她吃什么药，× × 堂 × × 颗粒、× × 感冒颗粒、× × 感冒贴……"

不忍心再听下去了，赶紧加快脚步。

这位自以为是的母亲既不明白感冒是一种自限性疾病，又不清楚那些"感冒药"非但没有益处，反而有害处，她需要认真学习。

第二件事是朋友的孩子发烧，38.5 摄氏度，没什么严重的症状，我建议观察一天。

孩子的妈妈遇上孩子生病，会上网搜索，这次一搜索，看看网上那些问答，再结合孩子的症状，怀疑孩子是脑膜炎，慌了。于是带孩子去医院，医院里人山人海，生病的孩子多得让医生忙得连滥用药物都忘了，检查一下，没什么问题，就打发回家了。

过了一夜，孩子没事了。

这位妈妈学习了，一直在学习，但不得其法。

网络是信息的一个来源，但对于儿童有关的医学知识来说，网络并不是一个很好的信息来源，如果不得其法或者没有辨别能力的话，则是一个很不好的来源。关于儿童相关的医学知识，已经不仅仅是鱼龙混杂了，而是到了劣币驱逐良币的地步。

儿童有关的医学知识不能靠上网盲搜。

靠什么？

靠平时的知识储备。

为了你的孩子，每天花上一小时学习靠谱的科普。

从这本书开始。

目录

脐带血要不要留？

脐带血要不要留？为什么留？什么情况下才用得上？
每一个被建议保留脐带血的孕妇心里满是问号。

脐带血里有什么？

脐带血是指胎儿娩出时脐带结扎并离断后残留在胎盘和脐带中的血液。近年来兴起的脐带血热是因为干细胞热。干细胞是未成熟的细胞，能够自我繁殖，也可能转变成其他细胞。于是就出现一种在某些领域接近于现实的可能：如果某个器官出现故障，或者存在遗传学疾病，可以用干细胞技术来治疗。

干细胞技术虽然很热门，但距离真正的临床应用还有很大的距离。治疗效果如何？有哪些副作用？有太多的未知。只能说在不远的将来，干细胞技术有可能展现应用价值，但现在还处于研发阶段。

干细胞有好几种，脐带血中存在大量的造血干细胞（hematopoietic progenitor cell，HPC）。如果患有白血病、淋巴瘤、镰状细胞贫血等血液病，注射 HPC 会有助于身体产生健康的血细胞。另外一个应用领域是癌症治疗，化疗和放疗都会严重损伤血细胞，注射 HPC 有助于身体的恢复。

脐带血并非 HPC 的唯一来源，在骨髓里也有 HPC。两者相比，脐带血的 HPC 的成熟度更低一些，也许治疗的效果更好。

在这里总结一下：脐带血有潜在的用途，但其用途有很大的局限性，因为造血干细胞不像胚胎干细胞那样可以分化成任何一种细胞，而且不是独一无二的，有骨髓可供替代。

为什么要留脐带血?

储存脐带血已经成为一门大生意，据估计，到 2022 年全球脐带血市场达 129 亿美元。美国现在有几十家私立的脐带血银行，目前主要市场在北美，其次在欧洲，亚洲是新兴市场，有的脐带血银行有中文网页，看中的就是中国土豪的钱袋，于是一些地方出现许多中国新晋父母的孩子还没出世，医院就开始推销储存脐带血了。

储存脐带血从 1992 年就开始了，方式有两种：公立的和私立的。

这就牵扯出一个概念：利人和利己。

公立的脐带血银行是捐献脐带血，有可能救命。从这个意义上说，脐带血应该留，有条件的应该捐献脐带血。目前输脐带血的案例还不多，美国用 HPC 拯救了 2 万条生命，大部分是靠骨髓移植，输脐带血的大约有 6000 例。

当然，捐也得有地方要。

公立脐带血银行不收捐献者的钱，而是在使用时收保险公司的钱。

私立的脐带血银行纯粹是为了营利。谁储存谁交钱。美国的价格是先交 500~1000 美元，有的更高，然后每年交大约 100 美元。

目前对于脐带血银行没有严格的监控。生物样品的储存不像冷冻鱼肉那样，而是要考虑将来复苏之后是否能够使用，不能存了几年甚至几十年，化冻后 HPC 全部没有活性了。做过这方面工作的都会有体会，低温保存总会有损失的，理论上说只要量大，还是有一定量存活的，但脐带血里干细胞不多，万一储存环境出问题怎么办？

中国目前中小企业平均存活 2.5 年，集团公司平均 8 年，跨国公司平均 12 年，500 强公司平均 45 年。那些脐带血银行能例外吗？

有多大可能用上脐带血？

存脐带血相当于买保险，用上脐带血的可能性有多大？

这取决于两点，一是孩子患相关疾病的可能性，二是找不到匹配的血液的可能性。

因为有公立的脐带血银行，还有骨髓捐献，找到匹配的可能性很高，美国的数据是 66%~97%，应该说在美国，存脐带血的意义不大。但是在中国，找到匹配的可能性没有那么高，找到之后对方肯不肯、会不会变卦也未可知，因此存脐带血的意义大于美国。

美国儿科学会认为存脐带血是不明智的，因为用得上的可能性为二十万分之一，迄今为止一共才 14 例。妇产科杂志的一篇文章中认为可能性在 1/27 000。总之，可能性很低。

另外还有一个问题，如果孩子出现某种遗传学疾病，脐带血很可能也不能用，因为是先天性疾病。

脐带血里面的干细胞数量不多，加上长期储存的损失，很可能不能救治成人，只能救治儿童。实际上，目前对储存 10 年以上的脐带血的质量还不能确定。

另外一个考虑是科研的发展，是不是干细胞研究的未来会使脐带血更为重要？有这种可能，但可能性极低。如果干细胞研究真的大有成就，很有可能和脐带血无关。

综上所述，除非家族有血液病史，没有必要储存脐带血。如果经济不是问题，求个心里踏实，非存不可的话，就找个可靠的公司去存。

再说一句，在要不要留脐带血问题上，不要让人忽悠了。

新生儿足跟血筛查

孩子刚刚出生，家长们还沉浸在添丁的喜悦或者手忙脚乱之中，护士就来为孩子抽足跟血做检查。

孩子出生很健康为什么要抽足跟血？

检查的那些项目有什么用吗？

对孩子会不会造成伤害？

为了不事到临头而不知所措，在孩子没有出生之前就要对新生儿足跟血筛查有所了解。

为什么要进行足跟血筛查?

新生儿足跟血筛查的目的是发现一些在新生儿出生的时候看不出来的疾病，这些疾病可能是遗传性的，也可能是感染所致的，还有可能是因为母亲的健康问题造成的。这些疾病如果不在出生时及早发现和尽快治疗，日后孩子有可能出现智力低下等严重的问题，甚至夭折。有些疾病虽然无法早期治疗，但可以采取一些措施，保证婴儿不会出现严重的问题。

新生儿足跟血筛查是欧美国家推行的最成功的公共卫生项目之一，美国每年有 400 万新生儿进行了这项筛查，使得几千名患有各种疾病的新生儿获益。从这个数据上能看出，绝大多数新生儿是正常的，筛查项目所发现的疾病在千分之几的水平，但普遍筛查绝对是利大于弊的。

从足跟取血是因为孩子太小，从操作的角度这种采血方法最为合理。从足跟处取几滴血，除了会造成孩子短暂哭闹之外，对孩子的健康不会有任何伤害。如果存在着能够被筛查出的异常的话，收益则是不可估量的，往往能够救命。

在 1994 年颁布的《中华人民共和国母婴保健法》中提出推广新生儿疾病筛查，2009 年出台的《新生儿疾病筛查管理办法》，都是进行规范化筛查的保证。中国每年有 80 万 ~120 万出生缺陷儿，占总出生人口的 4%~6%，虽然这些出生缺陷并不都能被足跟血筛查检查出来，但起码可以覆盖一部分。这些缺陷儿也有出生和成长的权利，现代医学能够让他们中的相当一部分人过上正常人的生活。这是现代医学成果的体现，是每一个新生生命有权享受的，家长们不应该也不能剥夺他们的这个权利。在英国就有这样的例子，家长拒绝让孩子做足跟血筛查，结果被有关部门控以虐待儿童罪。

所以新生儿父母要多了解一些相关知识，明明白白地选择检查。

为了孩子

新生儿足跟血筛查又称格斯里试验（Guthrie test），这个名称是用发明者姓名来命名的。

罗伯特·格斯里是美国的一名细菌学家，学习能力超群，6 年之内获得 6 个学位，包括 MD（医学博士）和 PHD（哲学博士）双博士，在学校期间个人生活也没有耽误，和一位学妹结婚，后来生了 6 个孩子。

可惜的是，并不是凡事都那么顺。

1947年，格斯里的儿子约翰出生后被发现有出生缺陷，使得他的研究兴趣从抗生素敏感性转到智力低下的原因和预防上，但他儿子出生缺陷的原因始终没有找到。

1958年，他的一位15个月大的侄女被诊断为苯丙酮尿症（phenylketonuria，PKU）。PKU是一种可遗传的氨基酸代谢障碍，患者的肝脏缺乏苯丙氨酸羟化酶，使得苯丙氨酸在大脑和血液中聚集，对大脑造成损害。这个原因被发现后，可以用低苯丙氨酸饮食来治疗，但问题在于此症往往被发现得太晚，等到发现时孩子已经出现神经损害。

早期诊断PKU的办法是验尿，但婴儿尿中的苯丙氨酸的浓度不高，导致诊断延迟。小侄女的病让格斯里的研究重心转到PKU的早期诊断上。

格斯里利用他的专业，发明了PKU的细菌抑制试验。他将枯草芽孢杆菌接种到含有苯丙氨酸拮抗剂的培养基上，这样细菌的繁殖受到抑制，看不到菌落。当加入患者的血液后，如果有高浓度的苯丙氨酸的话，对细菌的抑制解除，就能够看到菌落。这个试验原理不是他的发明，而是已经用在检测PKU患者吃低苯丙氨酸饮食的效果上，但这项检查需要使用血清。格斯里意识到这个试验可以作为筛查，并将之改进成使用全血以及从足跟处采血，在滤纸上检查的办法，这种采血法经过半个多世纪，依然在很多国家被使用着。

在临床试验中，格斯里的方法可以准确查出已知的PKU患者，并且还查出了4名没有被诊断出来的患者。于是1961年他的实验室开始对婴儿进行筛查，受到广泛欢迎，2年内筛查了40万新生儿，查出了39名PKU患儿。随后，这种方法风靡全球，在很多地区被规定为必须检测的项目。格斯里的实验室再接再厉，研发了检查半乳糖血症和枫糖尿症的办法，可以和 PKU 一起检测。

而这之后，故事中就有了不和谐音。

发明属于谁？

实验室生产诊断试剂供不应求，格斯里知道必须走商业化道路，就和生产旧的 PKU 诊断试剂的迈尔斯药厂的分支阿姆斯公司协商。阿姆斯公司要求专利保护，格斯里于 1962 年申请了专利，并且签署了转让协议，根据这个协议，他本人分文不取，迈尔斯药厂将 5% 的收益捐给国家智障儿童研究基金会、残疾儿童救援会和水牛城大学基金会。

格斯里很快发现，阿姆斯公司迟迟生产不出大量试剂，他只能继续自己生产，做了 500 个试剂盒，售价每盒 6 美元。

1963 年，阿姆斯公司的试剂盒出来了，每盒要价 262 美元。

格斯里惊呆了，我高风亮节、分文不取，难道就是为了让你们赚黑心钱？

经过交涉，阿姆斯公司就是不肯降价。

格斯里气坏了，可是专利已经转让了。他想出一个办法，这个筛选法的临床试验的经费是美国儿童局出的，他就到联邦政府把迈尔斯公司告了。美国儿童局支持他，因为儿童局出了 74 万美元，再加上公共卫生服务局的 25 万美元，纳税人的百万美元不是让黑心公司赚钱的，于是医学总监裁决，这项发明属于美国政府。

格斯里出了一口恶气，可是迈尔斯药厂不干，这桩纠纷就闹到参议院，1965 年召开垄断委员会听证会。参议员有支持政府决定的，也有支持药厂的，最后投票表决的结果是：支持政府的决定！委员会主席、参议员朗格宣布从此联邦经费资助的研究不给予私人专利，"用公共费用谋取垄断利润的欲望会对我们孩子的健康产生**不利的影响，是叫停这种不道德和邪恶的时候了。**"

为这席话鼓掌吧，为了儿童！

事情并不是简单的黑与白，"二战"之后，美国政府加大研发力度，手里攥着 28 000 项专利，但只有 5% 投入商业生产，大量研发成果无法得到应用。朗格的说法从道德上是对的，但这种做法限制了新的技术和发明的应用，反而损害公众利益。

1980 年，在听证会上支持迈尔斯药厂的多尔参议员参与提出的贝赫 - 多尔法案通过，允许大学和小型企业拥有联邦资助的研究成果的专利发明权，之后又经过了多场官司，终于在 20 世纪 90 年代彻底松绑，促成了生物技术行业大跃进，才有了今天许多应用于临床的新成果，包括足跟血筛查中的大部分项目。

怎么查？

抽足跟血讲究时间，检查得太晚，如果存在着先天性疾病的话，可能已经导致损害。检查得太早则有可能检查不出来。

最佳的足跟血采血时间是出生后第 5 天，英国就是这么规定的。但这样做技术上难度太大，除非特殊情况，孩子生下来不会在医院住到第 5 天的，如果出院后再去医院采血，很多家长就可能因嫌麻烦而拒绝采血，因此美国采取的是出生后 24~48 小时，这段时间孩子还在医院里。中国目前也是采取这种做法。

那么检查什么项目？

首先，可以查的项目越来越多，这不是出生缺陷的种类越来越多，而是在技术上能够筛查的出生缺陷越来越多。

其次，具体查什么，各国则不一致。

英国是全民健保，因此查得少，9 项，即镰状细胞贫血（英国新生儿患病比例 1/2000）、囊性纤维化（患病比例 1/2500）、先天性甲状腺功能减退症（简称甲减）（患病比例 1/3000）以及包括 PKU 在内的 6 项遗传病，其中 PKU 和 MCADD① 的新生儿发病率是万分之一，其他几项在 1/150 000~1/100 000。这几项可以选择查与不查，但遗传 6 项或者全查或者全不查，如果一项都不查，就有政府机构人员要和你谈谈了。

　　美国主要是私保，查什么是由各州卫生部门决定的，项目则比英国多很多，而且持续增长，从 1978 年的 1 项，到 2018 年的 84 项。

　　在美国并不是 84 项都检查，权威机构推荐了 34 项，多数州批准了其中的 29 项。除了验血之外，还包括听力和先天性心脏病筛查。美国的每个新生儿都要做，但父母可以要求不做。

　　中国的情况和美国接近，做的项目多。但有两个问题：一是这是一个新的行业，管理并不规范，很多项目的检测质量参差不齐，而且也很不统一；二是大多数地区只有甲减和 PKU 是免费的，其余五六十项是自费，加起来也是一笔不小的费用，使得很多家长觉得做那么多项目，花了钱，查出来什么事也没有，是不是没有必要。

怎么看待结果？

　　的确，绝大部分新生儿是没问题的。免费的足跟血筛查项目肯定要做，自费的那些项目，如果属于高危人群（比如有家族史）就要做。

---

① MCADD：medium chain acyl-CoA dehydrogenase deficiency，中链酰基辅酶 A 脱氢酶缺乏症。

如果检测结果是阴性的话，表明没有所检测的疾病或异常的迹象。对于绝大多数新生儿来说，会拿到这个结果。

尽管绝大多数新生儿不会被查出问题，但出现异常还是有的，出现概率有十万分之几，甚至千分之几。

如果检测结果是阳性的话，并不表明肯定有先天缺陷，而是存在某种迹象，需要做进一步检测和诊断。

假阳性和假阴性都存在，除了技术本身的问题，还有检测实验室的质量问题，这就需要有关部门加强监管，进一步规范筛查技术标准与执行准则。

下面具体介绍几种能用足跟血筛查的疾病。

镰状细胞贫血

这是一种遗传性疾病，是人类面对恶性疟而进化出来的基因盾牌之一，也因此有很严重的副作用。

珠蛋白 β 链基因发生单一碱基突变。正常 β 链基因的第 6 位密码子为 GAG，编码成谷氨酸，突变为 GTG，编码成缬氨酸，使之成为异常血红蛋白 S（HbS），细胞由正常的双凹形盘状变成镰刀形。如果孩子从父母双方各遗传得到一个异常基因，就会发生镰状细胞性贫血。如果孩子只从双亲的一方遗传到一个异常基因，则不会出现症状，但是作为携带者会把异常基因遗传给下一代。

镰状细胞贫血对恶性疟有保护性，单核吞噬细胞会将镰状细胞连同疟原虫一起清除，能够把恶性疟的病死率降低 90%。但患镰状细胞贫血的婴儿有 25% 会死亡，第一胎孕妇的病死率也较高，对于非洲人来说，用这种病死率去换取对恶性疟的保护性是值得的。这个基因突变在恶性疟流行区扩散开来，非洲、南亚和中东人中多达 40% 的人具有这个基因突变。患者会出现严重的疼痛症状，容易患严重的、危及生命的感染，贫血则是始终存在的。

一旦查出新生儿患镰状细胞贫血，可以进行早期干预，包括接种疫苗和使用抗生素以预防严重的疾病。孕妇也可以进行这种检测。

先天性甲状腺功能减退症（简称先天性甲减）

这是因为甲状腺发育异常而导致甲状腺激素合成不足的一种疾病。轻型的甲减对于发育是没有影响的，严重的甲减则有可能影响发育和智力。治疗先天性甲减主要是服用左甲状腺素钠，且随着年龄而递减药量。这是一种很简单的治疗方法，经过治疗，患者的发育和智力都能达到正常的水平。

正是因为治疗手段很简单有效，所以把先天性甲减作为新生儿筛查的一项。

囊性纤维化

这种先天性遗传性疾病影响消化系统和肺部，患儿可能出现体重过低和肺部感染。早期发现可以通过吃高能量饮食、药物治疗和理疗进行干预。尽管患儿还会变得病情较重，但早期治疗可以延长他们的寿命，让他们活得健康一些。

半乳糖血症

这是一种代谢异常性疾病，患者无法利用半乳糖，所以不能吃奶和奶制品，如果吃了的话，包括母乳和牛奶，会导致肝脏、大脑、肾脏和眼睛受到损害，不治疗的话会死于严重的血液感染或者肝衰竭，部分存活者会有脑和神经损害。轻型的半乳糖血症也需要治疗，不治疗的话会出现早期白内障，步态不稳，学习、说话和生长迟缓等。

本病的治疗就是不喝奶及不吃奶制品，不进行母乳喂养，进食无半乳糖的婴儿奶粉，食物中也不能含半乳糖。如果出生后及早发现，采取措施的话，患者会有一个正常的人生，但还是有可能有轻度智力缺陷，如果出生后不很快进行无半乳糖婴儿奶粉喂养的话，生后几天内就会出现症状。

综上所述，这就是新生儿足跟血筛查的意义所在。

新生儿黄疸

新生儿黄疸是因新生儿血中高浓度的胆红素造成的，胆红素是一种橙黄色物质，是血红素代谢的产物，在肝脏中被吸收后，通过粪便排出体外。如果新生儿的肝脏没有发育到足够排除血液中胆红素的程度，就会出现黄疸，表现为皮肤和巩膜发黄。

在母体内，胎盘起到清除胆红素的作用。出生后，这项功能就由肝脏来执行，交接期间因为肝脏不能有效清除胆红素，就会出现黄疸，这种情况叫生理性黄疸，在出生后 3~4 天内出现，很多新生儿都会出现这种黄疸，是最常见的新生儿黄疸。大多数情况不会造成任何问题，这种类型的黄疸在 2 周左右消失。

母乳喂养也会引起黄疸，这类黄疸对机体危害不大。其一是喂养引起的黄疸，发生在出生第一周，这是因为喂养不得当或母乳不足引起的，比例占母乳喂养婴儿的 1/6。其二是母乳黄疸，发生在出生一周后，通常在第二周到第三周出现，可能延续几个月，这是因为母乳中的成分影响肝脏排除胆红素的能力，占母乳喂养婴儿的 1%~2%。新生儿黄疸是母乳喂养的一大不良反应，但是远不能抵消母乳喂养带来的诸多益处，因此应该力争和坚持母乳喂养。

还有其他原因会引起新生儿黄疸，包括内出血、脓血症、病毒和细菌感染、新生儿溶血病、肝功能不正常、酶缺乏、胎儿红细胞不正常等，这些很少见，属于严重的病理性新生儿黄疸。

胆红素太高的话，如果不治疗会引起严重的后果。如新生儿胆红素脑病，胆红素会损伤脑细胞，如果孩子有全身黄染明显加重、无精打采或昏睡、高声哭、吃奶无力、发热、呕吐等症状，就要加以注意，尽快就医。严重的胆红素脑病会出现手足徐动型脑瘫、智力发育障碍、听力丧失等。

下列情况容易引起较严重的新生儿黄疸：早产、生产时胎儿瘀伤、母子血型不同等。

预防新生儿黄疸，在出生头几天，母乳喂养要每天喂 8~12 次，婴儿奶粉喂养要每 2~3 小时吃 30~60mL 奶粉，这样可以预防严重的黄疸。孕妇要检测血型和异常抗体。孩子出生后要考虑黄疸的风险、检测胆红素水平，出院后 72 小时要随访。但是有一部分黄疸是无法预防的。

如果黄疸不严重，母乳不足导致体重下降或者脱水，则采取混合喂养的方式，也可以暂时改用几天婴儿奶粉，然后再换成母乳喂养。

对于足月儿、没有其他问题的话，新生儿黄疸没有危险，如果黄疸严重、黄疸持续 2 周没有消退、脚尤其是脚底是黄色的，就要就医。

对于新生儿黄疸，医生会检测胆红素水平，以决定是否治疗和如何治疗。轻度黄疸无须治疗，会自己消失的，中度和重度黄疸需要治疗。治疗办法有蓝光治疗，这个可以在家治疗。如果是因为母亲抗体引起的，可静脉输入免疫球蛋白。罕见的情况下，严重新生儿黄疸其他方法治疗无效的话，要采取换血疗法。

目前有效治疗新生儿黄疸的办法就是这些。值得一提的是，茵栀黄曾作为退黄药物使用，但中国药监局于 2016 年 8 月 31 日发布了修改茵栀黄注射液说明书的公告，注明"新生儿、婴儿禁用"。

新生儿的那些疹子

　　婴儿出生后会长疹子，这些疹子让新爸爸新妈妈很操心。幸运的是，大多数疹子是无害的，而且会自行消失。因此在面临给新生儿用药的时候，家长一定要谨慎，尤其不要信去胎毒之类的偏方。

新生儿痤疮

　　新生儿痤疮（图1）或者叫婴儿粉刺，即新生儿长痘痘了，会出现在脸部的任何部位，但主要出现在脸颊、鼻子和额头上，表现为小红点或者白包，经常在出生后2~4周出现。新生儿痤疮是没有办法预防的。

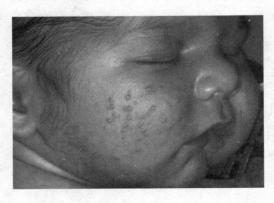

图1　新生儿痤疮

产生新生儿痤疮的原因不明，有可能是因为胎儿的皮脂腺在母亲的子宫内对母亲的激素过于敏感所致。新生儿痤疮在孩子两月龄时达到最严重的时刻，在几个月内消失，因此不必治疗。如果新生儿痤疮几个月后还存在的话，可以请医生开一些软膏，但不要自己给孩子用药，因为有些药膏会对孩子的皮肤产生损害，更不要用治疗痤疮的药膏。

在护理上要保持孩子的脸部干净，用温水和婴儿肥皂洗脸，轻轻地将脸拍干，不要摩擦或者挤痘痘，以免造成感染，不要在脸部使用浴液或者油。

总结：**无害现象，会自愈，无须治疗**。

新生儿中毒性红斑

新生儿中毒性红斑（图2）这是一种非常常见的情况，30%~70% 的新生儿会出现，往往在出生后 3~14 天之内出现，个别情况在出生后几小时就出现了。

新生儿中毒性红斑的表现为红斑，有细白色或者黄色的丘疹，有的孩子会有很多，有的孩子则有少数几个，摸上去比较平滑，有

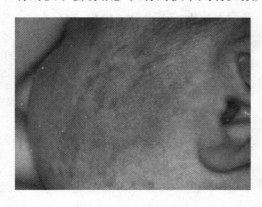

图2　新生儿中毒性红斑

时候分泌液体，像流脓似的。

新生儿中毒性红斑主要出现在脸部或者身体中部，有时也会出现在胳膊和大腿上，会呈现游走性，即前一天出现在脸上，后一天又出现在大腿上，或者不见了，过两天又出现，孩子不会感到任何不适。

新生儿中毒性红斑原因不明，可能和激活的免疫系统有关，或者可能对被褥、床单或衣服上的什么东西过敏，但并无明确证据。

新生儿中毒性红斑是良性的、暂时性的，因此无须治疗，会在2~4个月内，甚至在更短的时间内消失，不会留下任何后果。

总结：**无害现象，会自愈，无须治疗。**

新生儿粟粒疹

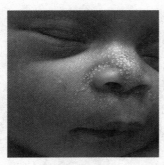

图3　新生儿粟粒疹

新生儿粟粒疹（图3）主要出现在鼻子、脸颊，也可能出现在身体其他地方，表现为细小的白斑点。

新生儿粟粒疹是因为油脂腺被堵塞了，等孩子的油脂腺扩大后就会消失，通常在出生后1个月内消失。

因为会自行消失，所以无须治疗。和新生儿痤疮一样护理。

总结：**无害现象，会自愈，无须治疗。**

天使之吻

天使之吻（图4）又称三文鱼补丁，这是最常见的血管胎记之一，出现在眉毛、前额和脖子等部位，红色或粉色，出生时就有，哭的时候更为明显。

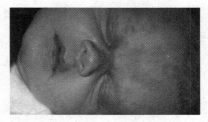

图4　天使之吻

大多数天使之吻在几个月内彻底消失，但前额部位的天使之吻则可能要等4年才消失，脖子后面的胎记存在的时间更久，有些胎记终身存在。

蒙古斑

蒙古斑（图5）这是另外一种良性胎记，灰蓝色，看着像受了挫伤，有大有小，在深色皮肤的孩子中较为多见，这是因为在皮肤形成时一些色素没有达到表层，多出现在后背和臀部。会存在几个月到几年，通常在4岁之前才消失。

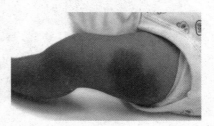

图5　蒙古斑

蒙古斑是无害的，无须治疗，不要和挫伤弄混。

痱子

痱子（图6）多出现在脸、脖子、后背、胸部和大腿，这是因为过热引起的。

痱子是因为天气闷热、出汗过多，汗腺被堵塞了。很多父母总担心孩子受凉，房间不通风，夏天不开空调和电扇，导致孩子、产妇一身的痱子。

痱子不属于严重的病症，通常也不需要特别治疗，通风、降温后几天内会消失。但会有痒感，所以要避免过热、过闷，穿宽松的衣服，避免孩子因痒搔抓导致皮肤破溃感染。可以用痱子粉止痒去痱，最好选用玉米淀粉做的痱子粉。

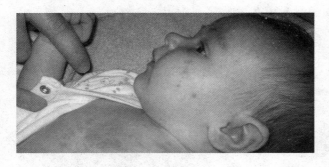

图 6　痱子

乳痂

乳痂（图 7）较为常见，为头皮上出现硬皮或者油性的鳞斑，不会痒，但会出现白色或者黄色的鳞片和皮屑，也可能出现轻度的红肿，还有可能出现在耳朵、眉毛、鼻子和腹股沟等部位。

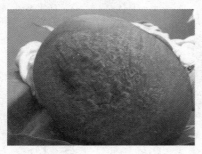

图 7　乳痂

乳痂的原因不明，可能是出生之前母亲的激素影响，导致油脂腺分泌过多的油脂；还有一种可能是马拉色菌在皮脂中滋生。

乳痂不传染，也不是因为不卫生引起的。

乳痂会在几个月内消失，通

常不需要治疗，可以每天用婴儿香波洗头，并用软毛刷轻轻刷去脱落的皮屑。注意不要让香波接触孩子的眼睛，以免造成刺激。如果红肿发炎的话，可以用激素类软膏。

湿疹

湿疹（图8）是一个长期的皮肤问题，会导致皮肤痒、干、红肿，往往从出生后一直延续到成人，6个月以下婴儿的湿疹有时与对牛奶和鸡蛋过敏有关。

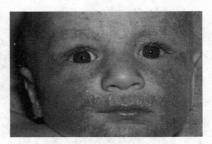

图8　湿疹

尿布疹

尿布疹（图9）的名称要正确理解，不是因尿布导致出疹，而是因为皮肤接触尿或者粪便时间太久造成的。其他可能的原因还有：尿布和皮肤摩擦，换尿布的时候没有清洗干净，尿布换得不够勤，洗澡的时候用的肥皂、浴液有问题，用了含酒精的湿巾给孩子擦屁屁，服用抗生素，等等。

多达1/3的幼儿曾患尿布疹，其中包括新生儿。表现为臀部红斑，有可能出现整个臀部都红了，摸上去有热感，严重的可能有脓包。

如果尿布疹不严重的话，每次换尿布的时候涂抹护臀膏。一旦尿布湿了，就要尽快更换，并清洗干净臀部，不要使用含酒精的湿巾。

图 9　尿布疹

每天给孩子洗澡一次，不要多洗以避免皮肤干燥，洗澡的时候不要用肥皂或浴液；给孩子擦干的时候要轻柔一些，有可能的话让孩子多光着屁股一段时间。

尿布疹通常 3 天左右就会好，如果孩子很不舒服的话，可以请医生开药膏。如果是真菌感染造成的，则要涂抹抗真菌软膏。

癣

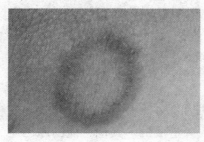

图 10　癣

癣（图 10）是真菌感染造成的，在头皮、脚、腹股沟等处出现环状的红疹。

癣是有传染性的，通过接触感染了真菌的人或者动物传播，也能通过接触带有真菌的物体传染。

癣开始是个小圈，会慢慢长大，很容易治疗，可以使用抗真菌软膏治疗，一周到数周痊愈。孩子长癣后要尽可能隔离，直到治疗开始 2 天后，家里也要消毒。不要让孩子抓破癣，可以把孩子的手包起来，癣可能会引起痒感，保湿会缓解症状。

疥疮

疥疮（图 11）是非常常见的皮肤疾病，患病人群占总人口的 1.5%，特定人群患病高达 50%~80%。

图 11　疥疮

疥疮是疥螨引起的寄生虫类传染病，在家庭成员之间传播，新生儿的疥疮往往是家里其他人传染的。

疥疮主要出现在脚、腋窝和生殖器，表现为细小的、非常痒的小包。

治疗疥疮要全家一起治疗，否则是不会有效的，氯菊酯是最有效的药物。

传染性红斑

传染性红斑（图 12），双颊出现对称性玫瑰色红斑，也被称为第五病。

这是细小病毒 B19 引起的病毒感染，感染后 4~14 天出现症状，除了典型的症状之外，还会出现低热、流鼻涕、咽喉

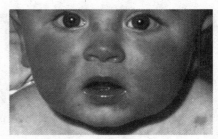

图 12　传染性红斑

痛、头痛、肚子不舒服等症状。等到脸颊出现明显的红斑的时候，已经不具备感染性了，再过几天，胸部、腹部、胳膊和大腿会出现

浅粉色疹，1~2 周后消失。

　　因为是病毒感染，无须治疗，也无药可治，等待自愈，这种病也没有预防措施。

母乳与配方奶粉

母乳喂养是现在大力提倡的，母乳喂养的好处是母乳最适合婴儿吸收，例如母乳喂养的婴儿有时好几天才排便一次，甚至一周排便一次，而配方奶粉喂养的婴儿基本上每天排便一次，这是因为母乳基本上全被婴儿吸收了，基本没有浪费。配方奶粉即便很接近母乳，依然有相当一部分不被婴儿吸收。

提倡母乳，力争全母乳甚至纯母乳都没有错，但不能走极端。母乳喂养确实有益，但不能将之神化。

关于母乳喂养好处的研究不胜枚举，下面是两个近年来的研究：母乳喂养 6 个月以上可将患白血病的风险降低 19%；母乳喂养不仅对孩子有好处，对母亲也一样有帮助，曾经母乳喂养过孩子的女性患乳腺癌后复发的风险会降低 30%，如果母乳喂养 6 个月以上，乳腺癌复发的风险降低 37%，类似的收益也见于乳腺癌病死率上。

但这些益处是和非母乳喂养相比的，并不能保证不患病或不复发，有人问母乳喂养怎么还会过敏？这就是没有明白这个关系，或者受了母乳神化的影响，如果吃了母乳什么病都不会得的话，那就不是母乳而是传说中的仙丹了。

再看看这个研究，大规模研究否定了之前的结论，发现母乳喂养不能减少患肥胖症的风险。

提倡和宣传母乳喂养要实事求是，尤其不应将母乳喂养和配方奶喂养对立起来。配方奶粉不是个坏东西，它们是除了母乳外的一种可以提供给婴儿足够营养的东西，只是不如母乳而已。配方奶粉也是现代医学的一项进步。

母乳喂养是最好的选择，但有一些情况无法实现，比如 2%~5% 的产妇无法产生足够的母乳、新妈妈因为健康情况无法哺喂、孩子有出生缺陷无法接受母乳，等等。以前母乳替代品很混乱，有牛奶和羊奶、米汤、代乳粉等。配方奶粉能解决上述问题，保证所有婴儿都能健康发育。

目前权威机构所反对的是在配方奶粉上走极端，很多应该母乳喂养的情况却使用了配方奶粉，要扭转这个趋势，就不能走另一个极端，不能靠极端夸大母乳喂养的好处，甚至妖魔化配方奶粉。尤其是对因各种原因已经用配方奶粉喂养的婴儿，要鼓励母亲进行母乳喂养，而非指责。

我小时候没有吃过多久母乳，那年月也没有配方奶粉可以吃，就是一般的奶粉和代乳粉养大的。原因是我母亲是个医生，生完我后要常常值夜班，有时要连着值几天班。她又是名军人，还奉命下连队，所以不能用母乳喂养我。

几年前讨论母乳喂养的时候，我举出我母亲的例子，有位为了母乳喂养孩子而辞去工作的母亲为此指责我母亲不是个好母亲，当时这个指责让我很生气。且不要说时代的原因，即便是今天，一个医生在救死扶伤和喂养自己的孩子之间是不难做出正确的选择的，医生这个职业需要献身精神，需要牺牲个人、孩子和家庭。我母亲又是一名军人，只能付出双倍的奉献和牺牲。不要说她当时没有选择，即便能够选择，也只能牺牲母乳喂养。

我想把上面这段话献给因为自己的事业、职责、义务及忠诚而没能母乳喂养自己孩子的母亲们，她们和那些为了孩子而放弃自己事业的母亲们一样伟大。

母亲的伟大不在于她们是否用乳汁喂养孩子,而在于她们做出正确的选择。

抒情之后,继续科普。

对于现阶段的中国人,母乳喂养还有一个大好处。

西班牙的一项研究发现,至少母乳喂养4个月就可以保护孩子免受交通和工业导致的空气污染。

我们衷心希望其他研究能证实这个结论,那样的话虽然我们无法逃避雾霾,但至少能够用乳汁给孩子们提供哪怕是一点点保护。

母乳喂养是世界卫生组织(World Health Organization,WHO)全力倡导的,WHO这样做有一个非常必要的前提,就是配方奶粉在贫穷国家的使用成问题,因为那些国家的水质成问题,结果导致食用奶粉的婴儿出现腹泻或者其他疾病,据估计,生活在不卫生的条件下,配方奶粉喂养的婴儿死于腹泻的风险比母乳喂养的婴儿高6~25倍,死于肺炎的风险高4倍。配方奶粉在这些国家是有好处的,可以解决母乳不足和质量缺陷所导致的婴儿营养不良等问题,但上述使用配方奶粉的不安全的问题足以抵消其任何好处,因此在这些国家,母乳喂养是非常必要的。

母乳喂养是绝对安全的婴儿食品了吗?

且慢,看看下面的研究。

哈佛大学公卫学院做过一项研究,研究对象是法罗群岛上的81名儿童,在出生后、11月龄、18月龄和5岁分别采样,检测全氟烷基磺酸盐(polyfluoroalkyl substances,PFAS)。发现随着母乳喂养时间的延长,PFAS在儿童体内的累积,每个月达20%~30%,半母乳喂养的儿童PFAS水平相对低,停止母乳喂养后,儿童体内的PFAS水平开始下降。PFAS与肿瘤、免疫功能下降、生殖功能异常、内分泌干扰等有关。

这项研究证明了母乳是婴儿接受环境污染的一个途径，这个结果并不是反对母乳喂养，而是提醒母亲们关注母乳的安全性。

母乳喂养不仅是坚持多久的问题，还有如何保质保量的问题。母乳由于高脂肪和高蛋白的特性，更容易吸附污染成分。一直有母乳污染的相关报道，哈佛大学的这项研究进一步证实了这一观点。

重申一下，母乳喂养非常有益，一定要努力争取和坚持。考虑到环境污染因素，应尽力避免母乳被污染。

其一，加强婴儿和母亲自身的防护，在雾霾严重的日子少出门、戴口罩、使用空气过滤器，避免二手烟的危害。

其二，必须服药时只服用对母婴安全的药物，不要服用不安全和安全性不明的药物。

其三，杜绝各种补品药膳。

其四，少在外就餐，这样可以避免一部分食品污染。

其五，吃健康饮食。

不管效果如何，一定要努力去做。

奶　　瓶

奶瓶是一个瓶子加一个奶嘴，是供婴儿和幼儿喝奶或者其他液体用的。婴幼儿由于发育的原因，不能像成人那样大口喝液体，而是要靠吸吮的方式来进食，因此奶瓶自古就有，只是不像今天的样子。

奶瓶一度是生孩子之前必须准备的东西，但近年来颇受挫折，因为大力提倡母乳喂养，权威机构建议 6 个月内纯母乳喂养。

奶瓶喂，包括喝婴儿奶粉和挤出来的母乳，会有一个问题，因为母亲总是尽力让孩子把瓶子里的奶喝光，这样就不是孩子根据自己的需求来掌握，而是填鸭式的喂养，有的研究发现奶瓶喂养的婴儿体重超重。

那也就是说起码 6 个月内婴儿不仅要吃母乳而且要从母亲的乳房直接吃。这种喂养方式，在加拿大这种生孩子可以休息一年的地方能够做到，在美国这种生孩子休息两个月的地方就无法做到。

那天打开公司的 E-mail，人力资源部发了一封严厉的通知：你们进会议室之前要注意门上贴没贴"请勿打扰"的标志。怎么回事？公司没有专门为哺乳期的女员工准备挤奶的屋子，休完产假上班的女同事只好用会议室挤奶。结果有人不管不顾推门就进，尴尬了。

上班族想继续坚持母乳喂养，只有把奶挤出来，放冰箱里，孩子白天用奶瓶喝挤出来的母乳。除了上面说的自我调控不好之外，还有消毒的问题，可是怎么办？不是每个人都能为了孩子把工作辞了，难道说上班就得停止母乳喂养？此外还有种种原因无法母乳喂养的新妈妈必须用奶瓶。权威机构这么说确实不切实际，因此现在又出现提倡奶瓶喂养的风潮了。

如果必须用奶瓶喂养，就得多准备几个奶瓶。奶瓶有很多种材质和不同形状的，卖奶瓶的都夸自家的奶瓶好，但没有证据表明在喂养上某型奶瓶优于其他型。

奶瓶的安全和卫生是非常重要的，因此在选择奶瓶的时候要考虑到是否安全且容易清洗和消毒。

早年的奶瓶都是玻璃的，塑料奶瓶出现后，玻璃奶瓶几乎绝迹。近年来发现人体内塑料成分增多，特别是 BPA（双酚 A），引起人们对塑料奶瓶的担忧。但玻璃奶瓶过重，易碎。美国已经禁止在婴儿奶瓶中加 BPA，在美国塑料奶瓶要用标号 1、2、4、5，或者标有 BPA Free（无 BPA）的。如果选玻璃奶瓶的话，可以选择带硅胶套的防摔奶瓶。总的来说，和奶粉质量控制标准比较统一不一样，对奶瓶的质量控制相差很大，在一些国家，只对奶嘴和奶瓶的材料进行质量控制，目前还只是在禁止使用 BPA。

不要在塑料奶瓶中储存母乳或婴儿奶粉，喝之前再将奶倒进去，没有喝完的奶要扔掉。奶无须高温加热，温的就可以了。

奶瓶要不要消毒？英国和澳大利亚的官方建议是消毒，美国则是消毒也成，用安全的清洗剂洗洗也成。是按英国和澳大利亚的严格办法？还是按美国的不严格的办法？

实际上，最早大家都建议消毒奶瓶，其原因并不是奶瓶脏，而是水源的问题，有细菌。现在水源安全多了，严格消毒奶瓶、奶嘴就没有必要了。如果水质无法保证，可能被细菌污染了，就应该消毒。

　　另外，消毒奶瓶和奶嘴并不能保证彻底干净——用安全的清洗剂和水就可以清理掉大部分细菌，而且一旦和空气接触，环境中的细菌又会粘附在奶嘴上，所以只要不是在无菌室内喂奶，就不能保证绝对无菌。

安 抚 奶 嘴

对于孩子来说，安抚奶嘴到底好不好？

婴儿有吸吮的嗜好，大多数婴儿具有很强的吸吮反射，把手指甚至手放进嘴里，会吸吮得不亦乐乎，有的婴儿甚至在娘胎里就开始吸吮手指了。有些婴儿在吃饱了后就没有吸吮反射出现了，但有的婴儿吃饱了后还会出现吸吮反射，对于这些婴儿，安抚奶嘴可以很好地让他们安静下来。

安抚奶嘴有利有弊，是否让孩子用、让孩子用的程度等，对于父母来说是一种选择，这种选择应该基于安抚奶嘴的利弊。

益处

对于新晋父母来说，安抚奶嘴的最大好处是能够让孩子安静下来，特别是家里有个爱闹的孩子。即便是能引起每天哭几个小时的婴儿肠绞痛，用安抚奶嘴也有可能缓解。

安抚奶嘴对于婴儿来说，是他们学习控制情绪、放松和感到安全的手段，孩子安静了，父母也就解脱了。

如果出门旅行特别是坐飞机，幼儿往往会哭闹，这是因为耳朵感到压力，要通过哭喊来释放，安抚奶嘴会起到镇静的作用。遇到抽血、打针、进入陌生环境等情况，安抚奶嘴也会提供很大的帮助，可以暂时转移他们的注意力。

孩子入睡对于一些父母来说是个难事，孩子不能入睡，父母就会又困又累，这种情况下安抚奶嘴会有帮助。

有一些研究发现，安抚奶嘴与婴儿猝死综合征（sudden infant death syndrome，SIDS）的风险降低相关，目前还无法确定安抚奶嘴能够预防 SIDS，只是它们有很强的相关性，这是指在睡觉的时候给孩子使用安抚奶嘴。

坏处

有些研究表明，过早使用安抚奶嘴会导致母乳喂养困难，在乳头和安抚奶嘴之间，婴儿更喜欢吸吮奶嘴。所以权威机构建议等 3~4 周，母乳喂养建立起来后，再给婴儿用安抚奶嘴。但进一步分析发现，不能证明安抚奶嘴会导致母乳喂养困难，很可能本来就存在母乳喂养问题，安抚奶嘴只是助长了这种问题。但为了防止可能的乳头混淆，还是应该等 3~4 周。

还有的研究发现，安抚奶嘴会增加罹患中耳炎的风险，想避免这个问题，如果使用安抚奶嘴的话，就要在 6 月龄时停止，因为从出生到 6 个月，中耳炎的感染率很低，即便安抚奶嘴增加了中耳炎的风险，也还是很低。这种风险和降低 SIDS 的风险相比，还是利大于弊。这方面的研究并不多，因此并不确定。

牙齿和口腔的发育有可能受到安抚奶嘴的影响，但是这只会出现在长期使用安抚奶嘴的孩子身上，两岁以前因为安抚奶嘴导致的牙齿问题在停止使用后 6 个月内会自己改正，2 岁之后继续用安抚奶嘴，就有可能出现长期问题了，所以使用了安抚奶嘴的话要在 2 岁之前戒掉。

孩子吸吮安抚奶嘴会产生依赖，如果用了安抚奶嘴的话，晚上睡着睡着掉了，孩子会哭的。但这种依赖要比吸吮手指的习惯容易纠正，即便如此，也需要父母花一些时间帮助孩子戒掉。

至于其他安抚奶嘴对发育的影响的研究，并没有获得公认或者一致的结果。

如果决定使用安抚奶嘴的话，一是等 3~4 周建立母乳喂养后再使用；二是半岁的时候开始戒；三是不要把安抚奶嘴作为安抚孩子的第一手段，要先尝试其他办法；四是如果孩子不依赖安抚奶嘴，不要强迫他们，睡眠中掉了，不要塞回去；五是不要往安抚奶嘴上涂抹甜味剂；六是要保持干净，定期更换，不要和其他孩子共用安抚奶嘴。

睡姿、头型、SIDS

睡眠是人类的天性，倒头便睡就是了，孩子出生后，用不着教就能睡个昏天黑地的，因此自古以来孩子爱怎么睡就由他们睡去。

睡姿的变更

到了 1958 年，怎么睡开始有了讲究。美国的一位叫本杰明·斯波克的儿科医生写了一部书，书名叫《婴儿和儿童照料的常识书》。之后 40 年，这部书一共卖了 5000 多万本，是 20 世纪美国最畅销的书籍之一。

在这部书中，斯波克反对传统的婴儿仰睡，认为如果婴儿呕吐的话，仰睡会导致窒息。他的这个说法得到医疗界的一致赞同，于是从那时开始，一直到 20 世纪 90 年代初，趴着睡和侧睡成为医生建议的婴儿睡姿。趴着睡和侧睡最令家长们接受的是这样孩子的头型好，而仰睡则容易睡成扁平头。

在此期间，对睡姿进行了很多研究，结果发现和仰睡相比，趴着睡和侧睡增加了婴儿猝死综合征（SIDS）的风险。SIDS 是导致婴儿死亡的一大原因，是指不可预测的健康婴儿突然死亡，而且事后尸体解剖无法发现原因，由于大多数婴儿在睡眠中死亡，因此也被称为摇篮死亡。

1992 年，美 国 儿 科 学 会（American Academy of Pediatrics，AAP）更新了推荐，建议仰睡。到 2010 年，美国的婴儿猝死综合征发生率降低了一半。AAP 关于仰睡的推荐，是健康推荐的一个非常成功的例子，但有些专家认为 AAP 和其他权威机构太过保守了，应该在出现证据的 1970 年就更新推荐，那样的话 20 多年间，在欧美和澳大利亚起码有 5 万名婴儿会免于夭折！斯波克的非仰睡理论已经被当作健康推荐方面的一个反面教材。

但是，一个情况出现了，扁平头综合征，像图 13 中左图的情况。美国的资料是 47% 的婴儿是扁平头，其中 63% 发生在头部的右侧。

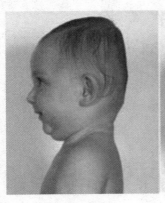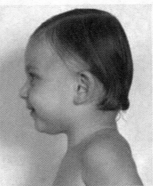

图 13　婴儿头型

头型

扁平头综合征有两种情况，一种是斜头，表现为一侧扁平，出现不对称，耳朵也不在一条水平线上，从上空看，脑袋像个平行四方形（图 14），有时候平的一侧的前额和脸稍稍膨出。

另一种是短头，表现为后脑勺扁平（图 15），导致脑袋变长或变宽，有可能前额膨出。

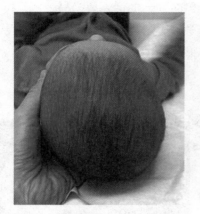

图 14　斜头头型

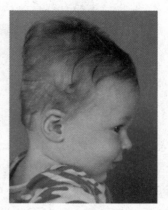

图 15　短头头型

　　这些头型基本上不会对脑部产生不好的影响，也不会产生疼痛和其他症状，对孩子整体发育也不会有什么影响，往往能够自己纠正过来。当然也有可能变成永久性的，那样的话对本人会产生不小的心理影响。

　　出现扁平头综合征的原因是婴儿的头骨还很软，如果在一个位置躺得时间过久，头型就会因之改变。造成这种情况的原因有仰睡、在子宫内受挤压、早产、颈部肌肉过紧等。颅缝早闭也是一个原因，需要手术纠正。

预防和纠正

　　扁平头综合征是可以预防和纠正的，家长们可以采取以下措施：

- 趴着玩、仰着睡。白天让孩子趴着玩耍，如果有大人照料的话，可以趴着睡，但晚上或者无人照料时一定要仰睡。

- 如果孩子靠着或者躺在一侧时间久的话，要换另一侧。
- 婴儿床上悬挂的玩具要经常换到另一侧。
- 喂孩子和抱孩子的时候要经常换位置。

不推荐使用的用具

- 头盔 / 头带（图 16）

这类东西声称能够帮助改善头型，原理是对膨出部分施加压力，缓解其他部位的压力，容许扁平部位长好。要从 5~6 月龄开始戴，每天最长可以戴 23 小时，连续戴几个月。

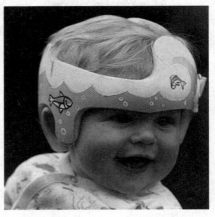

图 16　头盔

这类东西非常昂贵，孩子戴着很不舒服，而且每隔几周要进行检查并加以调整，还有可能刺激皮肤出现皮疹。

最关键的是，并没有足够的证据表明这类东西管用，有的研究结果发现根本没用，所以不推荐使用。

- 床垫 / 枕头

这类东西是专门为纠正头型设计的，将婴儿头部的重量分散到大一些的区域，以减少头部某些部位的压力。

这类东西比头盔 / 头带便宜多了，可是并没有什么证据表明管用，也是白浪费钱。

而 SIDS 并不仅与睡姿有关。下面让我们进一步分析一下。

SIDS 与二手烟

过去 20 多年，仰睡将 SIDS 的发生率降低了一半，无疑是正确的健康指南，也说明斯波克提倡的非仰睡理论导致了很多 SIDS，因此坚持仰睡是非常必要的。

但是，仅凭仰睡并不能完全预防 SIDS，还有半数 SIDS 与仰睡无关。目前对 SIDS 的原因还不清楚，有可能和婴儿大脑在睡眠中控制呼吸和觉醒的部分不正常有关，也可能和出生时体重过低、呼吸道感染有关。婴儿的睡眠环境比如趴着睡、床垫过软、和父母同睡等原因则会增加发生 SIDS 的危险。

改变睡姿并不能彻底避免 SIDS，进一步控制 SIDS，需要在改变睡眠情况之外采取其他手段。对一些死于 SIDS 的婴儿的解剖发现，这些婴儿和死于其他原因的婴儿相比，肺部有高浓度的尼古丁和高水平的可替丁，表明这些婴儿是二手烟的受害者。

婴儿的二手烟之害来自两个方面，一是怀孕时母亲抽烟，二是出生后生活环境中有吸烟者。根据美国的资料，10%~15% 的孕妇吸烟，1/4 的孩子至少和一名吸烟者一起生活，中国的情况尤其是后者更为严重，更多的孩子受到二手烟的伤害。

孕妇吸烟会导致早产和胎儿死亡，胎儿生下来后在心脏缺陷等方面也高于母亲不吸烟者。研究表明，母亲吸烟的婴儿死于 SIDS 的危险比母亲不吸烟的婴儿高 3~4 倍，怀孕后停止吸烟，会降低婴儿的 SIDS 危险，而从不吸烟的母亲生下的婴儿患 SIDS 的风险最低。

此外，吸烟孕妇生下的婴儿中 1/5 体重过低，体重过低是 SIDS 的可能危险因素之一。

婴儿出生后，如果母乳喂养的话，尼古丁和烟草中的其他有害成分会通过吸烟妈妈的母乳传给婴儿，而母乳喂养被认为是预防

SIDS 的有效措施之一，这样一来母乳喂养不仅达不到预防 SIDS 的效果，反而有害。

如果家里或者生活环境中有人抽烟的话，生活在这样的环境中的婴儿患 SIDS 的风险很高。研究发现，二手烟中的化学物质可能会影响婴儿大脑中控制呼吸的功能，进而导致 SIDS。此外，生活在二手烟环境中的婴儿患呼吸道疾病的风险高，呼吸道感染也是 SIDS 的可能危险因子之一。

二手烟从上述几个方面直接或间接影响婴儿，大大地增加了他们死于 SIDS 的风险。在怀孕期间不吸烟，从怀孕开始就为孩子创造一个无烟的生活环境，辅以正确的睡眠方式，可进一步降低 SIDS 的风险。

在婴儿的生活环境中吸烟的人，很有可能成为杀死孩子的凶手。

襁褓与 SIDS

襁褓之中是个常用词，中外都有把孩子紧紧裹着的习惯，尤其是在睡觉的时候，认为会让孩子感到安全、能够安静下来。

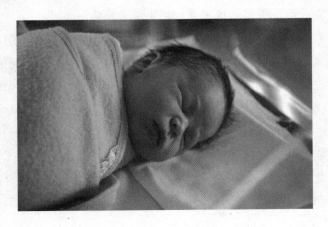

对过去 20 年进行的几十项研究进行了汇总，这些研究并不是设计研究襁褓对 SIDS 的影响，但收集了相关数据。进行分析后发现，裹紧了睡使得 SIDS 的风险加倍，尤其是侧睡的时候，大一点的婴儿的风险更高，因为大一点的婴儿在睡眠的时候会滚动，裹紧之后有可能滚到了不安全的位置。

因此，不要把孩子裹得严严地睡觉。

除此之外，居住在高海拔地区会增加 SIDS 的风险。为了孩子，如果居住在高原的话，在孩子一岁以内，争取到平原居住。

家有宝宝，
开空调要注意些什么？

看到某专业官方微博推送了一篇关于宝宝在夏季健康吹空调的文章，通篇还是空调病的腔调。这篇文章有 4 个观点，槽点不可谓不满。

观点一："空调温度不要低于 26℃，26~28℃比较合适，不要将空调安装在宝宝房间。"

这一段的中心思想就是冷和吹风，体现了人们怕冷怕风的虚弱心理。

开空调是因为夏天太炎热，待在有空调的房间内人会舒服多了，既然要舒服，就要考虑人体感到最舒服的环境温度。

环境的舒适度取决于温度、湿度和穿着，开了空调后，湿度不会那么大，因此起决定作用的是温度和穿着。按照大多数地区的习惯，冬天在室内穿的比较多，夏天在室内穿的就比较少，因此冬天感到舒适的室温要低一些，夏天感到舒适的室温就高一点，温度在20~25℃，夏天靠近上限，在 24~25℃，这是针对不活动的人而言，如果孩子在室内经常活动的话，温度要更低一些。

那篇文章建议不低于 26℃并设定在 26~28℃，已经不在人体舒适的室温范围内，而且以大多数中国家庭的习惯，不管大人如何，宝宝是断不能短打扮或者像我儿子小时候浑身上下只有一个尿不湿的，宝宝夏天在室内的穿着相当于美国人冬天在室内的穿着，甚至更厚，26℃会相当不舒服，比室外好，但并没有达到空调的最佳效果。

人体对舒适的室温的意义就是人处于这种环境下感觉好，自然对健康是没有影响的，把空调的温度调高一点，特别是在家里没有人的时候，目的是为了节省能源，于己于社会都有好处。

至于房间里有空调，对宝宝的健康不会有任何影响。怕吹风是因为过去人们不知道传染病是因为微生物感染造成的，认为是风吹引起的，这是一种极其陈旧的不正确的概念。空调的问题在于如果没有定期清洗的话，有可能有致病微生物，因此要定期清理空调。

观点二："开空调睡觉要注意保暖。"

夏天保证婴儿凉快，对于减少孩子过热是非常重要的，因为过热会增加婴儿猝死综合征的风险，因此在室内、车内开空调很重要，开了空调也不能捂孩子，否则还是没有达到凉快的效果。

空调是有过冷的可能，这个不能根据孩子手脚的温度来判断，要摸孩子的脖子和胸部，看看是太热还是太凉。

睡眠和清醒的状态不一样，因为存在昼夜温差，人体睡眠的最佳温度在 20~22℃，如果温度在 18℃以下或者在 23℃以上，睡眠就容易被打断，空调调到 26℃以上，还要保暖，孩子的睡眠怎么可能好？

观点三："空调房中宝宝要穿棉袜，如果赤裸双脚，会造成孩子的血液循环变差，加上隐藏在人体鼻咽部的病毒和细菌，宝宝就会很容易患上呼吸道疾病。"

这个观点有两个意思，一是脚受凉会影响血液循环，二是正常寄生在鼻咽部的病毒和细菌是呼吸道疾病的罪魁祸首。

手脚冰凉与血液循环的关系并不像上述观点所讲的，而是恰恰相反，是因为血液循环差而导致手脚冰凉。血液循环不好也有很多原因，主要是因为疾病。

人的鼻咽部寄生着很多病毒和细菌，这没错，按这篇文章的观点，我们每个人等于随时携带很多定时炸弹，一旦受凉了就会引爆。大家想一想，这样的机体是经过数百万年进化的优化机体吗？这种病夫式的机体可能不被进化淘汰吗？

鼻咽部和其他部位寄生的细菌和病毒在正常情况下对身体是无害的，在非正常情况下，它们的过度繁殖对身体有害，但这只是失控的过度繁殖，对身体的危害往往不严重，比如阴道炎等。对于呼吸道来说，它们是继发性感染，必须先有外来的致病微生物造成了感染，人体的防御系统出现了状况之后，这些正常微生物才会出现异常情况。

换句话说，如果卫生做得好，接触致病微生物机会少的话，就不会生病，不管你受凉还是吹风。这涉及卫生防病的大原则，这篇文章的观点陈旧，认为环境变化会导致患传染病，因此要保暖防风，这种预防传染病的办法是无效的。

而现代微生物学发展起来以后，已经确定了传染病的传播途径和规律，只有存在致病微生物，才会生病。比如禽流感，如果不接触活禽，不管身体状况如何，是不会得禽流感的。

观点四:"早晚带宝宝出去散步，因为长期在空调房中活动，宝宝的身体受不了，而且长期待在空气不流通的室内环境，会让宝宝患上呼吸道疾病。"

这个观点继续上面的关于传染病的陈词滥调。长期待在室内，确实会增加患呼吸道疾病的机会，但这不是空调引起的，而是因为增加了人们密切接触的机会，如果家里的人都很健康，就不会增加患呼吸道疾病的机会。

防止患呼吸道疾病，靠早上晚上出门散步是无济于事的，要靠良好的卫生习惯，勤洗手，少去人多的地方，全家人注意了，就能为宝宝创造一个干净的生活环境；否则，哪怕你带着孩子每天从早晨散步到晚上，还是会患呼吸道疾病。

讲卫生，才能防病，别把责任推给空调。

婴 儿 米 粉

　　婴儿出生后所吃的食物应该只限两种：母乳和婴儿奶粉。如果能够母乳喂养的话，不仅要尽可能母乳喂养，而且在前 6 个月要力争纯母乳喂养。但如果出于各种原因做不到母乳喂养的话，混合喂养甚至吃婴儿奶粉也不是天塌了的事。

　　到了 4~6 月龄的时候，婴儿已经能够吃固体食物了，主要原因是他们不会再用舌头将固体食物从嘴里顶出来，同时将固体食物从口腔前面移动到口腔后面并吞咽下去的协调功能也发育好了。

　　此外还有一些迹象表明婴儿可以吃固体食物，包括头部能够处于稳定的直立位置、在有支持的情况下能坐着、吃手或者咬玩具，在父母吃饭的时候表示出兴趣等。添加固体食物只是添加而不是彻底断奶，母乳或婴儿奶粉喂养要继续到至少一岁，添加固体食物是因为光喝母乳或婴儿奶粉的话，不能满足婴儿生长发育的需求。

　　添加固体食物既要简单又要保证营养，这样商业化的婴儿米粉就成为家长们的第一选择。出于营养和食品安全等原因，很多家长海淘婴儿米粉。

　　婴儿米粉可以泡在母乳或者冲好的婴儿奶粉里面，婴儿可以用奶瓶喝进去，最好是用勺子喂，避免个别婴儿用奶瓶喝可能会因呛咳引起肺部的问题。一开始可以将米粉制作稀一点，逐渐减少母乳或婴儿奶粉的量。

有些家长加固体食物过早，比如将婴儿米粉加到奶瓶里喂孩子，认为这样孩子晚上醒得次数少，这是没有证据的。过早地给予固体食物会引起很多问题。

市售婴儿米粉的第二个好处是营养好，既没有糖和盐的添加，又添加了婴儿所需的各种营养，属于强化食物。选购婴儿米粉时，首先要看包装上的标签标识是否齐全。国家标准规定，外包装必须标明厂名、厂址、生产日期、保质期、执行标准、商标、净含量、配料表、营养成分表及食用方法等。缺少上述任何一项的产品，最好不要购买。其次要看营养成分表中的标注是否齐全，含量是否合理。营养成分表中一般要标明热量、蛋白质、脂肪、碳水化合物等基本营养成分，维生素类如维生素A、维生素D、部分B族维生素，微量元素如钙、铁、锌、磷。其他被添加的营养物质也要标明。婴儿断奶期补充食品国家标准规定，维生素A和维生素D的含量分别在1000~1500U和200~400U。如果作为主要营养指标的维生素A、D低于国家标准，可能导致婴儿营养不良。

在美国，婴儿米粉已经喂了几代人了，一度被认为是婴儿的主要食物，甚至在出生后一个月就开始吃。现在则又走向另外一个极端，有的人认为喂婴儿米粉是家长懒惰的表现，有的人则相信那些关于婴儿米粉属于加工食物因而不健康甚至有毒等谣言。当然大部分婴儿依然吃婴儿米粉，美国的数据是80%。

不要相信妖魔化婴儿米粉的那些传言，婴儿米粉是现代文明进步的体现。

如果能够保证自己做的婴儿食物含有足够的营养的话，是没有必要吃婴儿米粉的，但这对于多数上班族家长是非常不现实的，尤其是婴儿米粉中添加的营养成分比如铁等对孩子有益，不吃婴儿米粉的话就要让孩子吃点肉泥来补充铁。

婴儿米粉的主要原料有几种，其中米最流行，因为大米做的米粉的天然味道接近母乳和婴儿奶粉的味道，孩子容易接受，还可以防止过敏。

另外一种比较流行的是燕麦做的婴儿米粉，味道也是婴儿喜欢的，而且膳食纤维含量高。此外还有小麦做的，由于食物过敏的顾虑，这种婴儿米粉最好不要作为第一种固体食物。大麦做的婴儿米粉的过敏风险最小。可以考虑将几种米粉混合起来喂。

2016 年 4 月 1 日，这一天是愚人节，美国食品药品监督管理局（Food and Drug Administration，FDA）很有幽默感地在这一天发出通知，宣布要限制婴儿大米米粉中的无机砷。FDA 检测了 69 种婴儿大米米粉，发现无机砷的含量为每份平均 1.8μg。目前对于砷的中毒量的研究还不多，据现有资料表明体重 7kg 的婴儿每天剂量的上限是 2μg，这样吃婴儿大米米粉就会超标。希望在 FDA 开始限制后，美国市场上的婴儿大米米粉的砷含量会降下来。海淘的也可以考虑购买婴儿燕麦米粉，但并不保证砷含量不高，因为这些砷来自环境，由于客观的原因，也许会比婴儿大米米粉的砷含量低。

食用婴儿大米米粉有一个问题是很多婴儿会出现严重的便秘，其他婴儿米粉也许会有同样的问题，婴儿甚至因为疼痛而不排便，如果出现这种情况的话，最好的办法是不吃婴儿大米米粉，改吃水果和蔬菜泥，等便秘缓解了再吃婴儿大米米粉。

全谷婴儿米粉打着营养丰富的招牌，但欧洲的研究认为这种米粉的营养不适合婴儿食用，美国的一项小型研究发现这种米粉和其他婴儿米粉的喂养效果没有区别。如果买这种米粉的话，要买强化的。

婴 儿 补 铁

为什么要补铁?

铁这东西，除了铁锅炒菜、铁具干活、冷兵器时代的主要武器之外，对于人来说是一种很重要的元素。婴儿的生长和发育不可缺铁，铁是形成血红蛋白所不可缺少的成分，它帮助供氧、帮助肌肉储存和利用氧，如果出现铁缺乏，严重的话就可能出现缺铁性贫血。如果不治疗，会导致生理和心理发育迟缓，具体表现为体重增长缓慢、皮肤苍白、没有食欲、易怒、疲倦和虚弱、认知和社交能力发育缓慢、舌头发炎、容易感染、难以维持体温等。

如果孩子是健康的，仅仅存在铁缺乏，不存在缺铁性贫血，是不会影响孩子发育的。

婴儿出生的时候，体内有较为充足的铁储存，这是在怀孕期间由母亲的血液提供的，每千克体重达 75mg，其中 15% 是铁储存。这些铁储存可供 6 个月使用，甚至可以用到 7~12 个月，这样可以保证虽然缺铁但不会无铁。出生后头 6 个月，婴儿靠母乳来补铁，如果没有母乳的话，就要喝添加了铁的婴儿配方奶粉。6 个月以后，就要额外补铁，7~12 月龄每天要补充 11mg，1~3 岁每天要补充 7mg，这是通过辅食实现的，例如婴儿麦片都添加了铁。

下列情况会增加铁缺乏症的风险：

- 早产儿和体重过轻的婴儿。如果胎儿不足月或者体重不到 3000g 的话，出生时铁的存储量就不足。
- 一岁之前喝牛奶。牛奶会刺激婴儿的肠道，导致微量出血，引起铁流失。
- 母乳喂养的婴儿 6 个月后没有吃含铁的辅食。这一点存在着争议，因为很多纯母乳喂养、不吃辅食的婴儿并不缺铁。这一条也许应该这么说：如果吃辅食的话，要吃含铁的辅食。
- 奶粉喂养的婴儿喝没有添加铁的婴儿配方奶粉。没有添加铁的婴儿配方奶粉不是合格的婴儿配方奶粉。
- 1~5 岁儿童每天喝 710mL 牛奶、羊奶或豆浆。
- 1~5 岁婴儿接触铅。
- 有慢性感染或吃偏食。

从理论上，如果孕妇贫血的话，胎儿的铁存储会不足，但实际上这种情况不会发生，因为不管自己是否贫血，母亲都会优先保证肚子里的孩子能够储存足够的铁。看到这里，让我们赞美一下母亲们，仅仅这一点就足以证明母亲的伟大。

从母亲的角度，只有当孕妇患妊娠期糖尿病又得不到控制，才会导致胎儿铁储存不足。

母乳与补铁

母乳喂养是现代大力提倡的科学育儿方法之一，母乳有许多的好处，其中之一是补铁。

母乳中含有铁，这是因为母乳存在的目的是为了给胎儿提供足够的营养，因此胎儿需要什么，母乳基本上都具备，这是我们人类生存的一个前提条件，从这个角度出发，母乳喂养永远是第一优先选择。

和婴儿配方奶粉不同，不是所有母乳的成分比例都是一样的，母乳是个性化的，专门为了自己的孩子所生产的，例如 2011 年的一项研究发现，生下早产儿的母亲的母乳中铁含量高于生下正常婴儿的母亲的母乳，这是因为孩子有可能缺铁，母亲的母乳已经做好了准备，所以不仅要吃母乳，而且要吃亲娘的母乳。

就像歌中唱的那样：世上只有妈妈好，有妈的孩子像个宝。

母乳里面的铁要比婴儿配方奶粉里的铁容易被吸收，高乳糖水平是一个原因，可以帮助铁吸收。表 1 是各种来源的铁的吸收比例。

表 1　铁来源的吸收比例

铁来源	吸收比例
母乳	50%~70%
婴儿配方奶粉 – 牛奶	3%~12%
婴儿配方奶粉 – 豆浆	1%~7%
铁强化麦片	4%~10%
牛奶	10%

母乳里面的铁来自母亲的身体，其水平和母亲的铁储存是否相关？母亲的饮食是否影响母乳的铁含量？

研究人员比较了发达国家和发展中国家哺乳期女性的母乳，尽管发达国家的哺乳期女性体内的铁和其他矿物质水平明显高于发展中国家的哺乳期女性，但是母乳的铁浓度和母亲本身的铁水平无关，贫血和不贫血的母亲的母乳铁含量没有区别。这和怀孕时一样。母乳这种相对的独立性使得母乳在任何情况下都保持着高质量。

铁补充剂

　　铁补充剂是婴儿铁超标铁中毒的主要原因，所以不要自行给孩子吃婴儿补铁滴剂。

　　婴儿是否缺铁，是可以通过血液检测来了解的。在给孩子吃补铁滴剂之前要咨询医生，要确实有缺铁的指标。

　　家里如果有婴儿补铁滴剂之类的东西一定不要让孩子自行拿到，因为经常发生误食导致铁中毒的病例。

婴 儿 抚 摸

父母抚摸对婴儿的发育有好处吗?

先不说发育,抚摸婴儿肯定有好处,因为可以让婴儿安静下来。当孩子哭闹的时候,把他们抱起来,轻轻拍一拍,孩子很快就会安静下来或者睡着了。孩子安静下来,对父母来说也是一种解脱。因此婴儿抚摸对婴儿和婴儿的父母都有好处。

那么对于孩子的发育呢?

很久以前,人们就注意到一个现象,经常被抚摸的婴儿长得快。1986年的一项试验,发现早产儿接受每天3次每次15分钟按摩,连续10天,体重比未接受按摩的早产儿多增加47%。这项试验的结果被广泛应用,研究发现经抚摸或按摩,婴儿体重多增加47%。

婴儿抚摸或者按摩真的有这么神奇吗?

之后还有4项类似的试验,按摩持续时间在5~10天,体重多增长14%~48%。这几项试验有一个相同之处,就是样本太少,介于30~40例之间。

后续研究发现,接受按摩的婴儿哭的少,皮质醇水平低,预示压力减少;抚摸对生理、行为和社交发育都有正面效果;湿疹患儿经父母按摩后症状减少,某些激素水平增高等。这些结果说明按摩的效果很可能是导致婴儿安静,睡眠好,因此发育较好。

另外一项研究发现出生后 6 个月内皮肤与皮肤接触有助于精神发育。

　　在动物研究中，也发现相同的结果。

　　根据现有的结果，对婴儿有好处的不一定是按摩，抚摸甚至皮肤接触都能达到同样的效果。其次这种效果主要是使得婴儿安静下来，从而获得更好的睡眠而达到的。换句话说，如果婴儿睡眠很好的话，抚摸不一定能有效。

　　很多支持抚摸效果的专家爱用上述的结果作为证据，值得注意的是，那几项研究的规模很小，而且是针对早产儿的，其目的在于节省早产儿的住院费用，其证据质量不高，也不一定能用在正常婴儿身上。

　　抚摸婴儿、与婴儿有皮肤对皮肤的接触会使得婴儿感到安全和放松，对日后孩子的心理和社交能力发展都有好处。

　　抚摸婴儿不仅仅是母亲的责任，父亲也要参与，这是家庭关系融乐的表现。但是，有几点值得注意。

　　首先，要注意卫生。在抚摸和接触孩子之前，要洗手；从外面回来要换衣服；不要让外面的病菌、二手烟之类的影响孩子。

　　其次，这种接触和抚摸应该仅限于亲人之间，主要是父母和孩子，最多在家庭成员之间，对于家里的老人，在接触孩子之前要有消毒概念。

　　其三，注意接触的方式，要避免亲吻孩子，尤其是嘴对嘴，因为这是诸多病毒感染的主要方式。

　　其四，婴儿抚摸的效果有限，决定孩子发育最主要的是营养，营养跟不上，再怎么抚摸也没有用。

　　其五，抚摸最多对婴儿生长起一定的辅助作用，是不能治病的，这一点在中国是最重要的。亚洲一些地区有婴儿按摩的传统，中国近年来小儿推拿、捏脊等盛行，这些只是辅助方法。如果孩子生病还是应该接受治疗。

婴 儿 便 秘

　　记得儿子出生以后，曾经就这个问题咨询过他的儿科医生，答案是孩子排便频率在三天一次以内就算正常。之所以问这个问题是因为我在小时候就经历过，不是我便秘，而是我弟弟便秘并且看遍了北京知名的西医和中医，记得老中医开的大药丸子，他哪里咽得下去，得由我搓成几十个小丸子。就这么治疗，到现在该怎么便秘还怎么便秘，这是老爸传给他的。

　　再说我儿子那位看上去就特优秀的儿科医生，美国顶尖医院的大夫也不是事事靠谱，他那个回答是不正确的，婴儿排便的频率取决于喂养的方式。如果是吃婴儿配方奶粉的，基本上每天拉一回。如果母乳喂养的话，出生后第一个月，婴儿排便少于每天一次的话，不代表便秘，而代表孩子喂得不够。过了这个时期，孩子就几天一回甚至一星期一回。这是正常现象，因为母乳最适合孩子的肠胃，基本上全吸收了，没东西可拉。从这一点上，也证明了母乳喂养的好处。

　　除此之外，还有一些孩子肠道蠕动慢一点，这也是发育过程中的正常情况，不能把成人排便的频率套在婴儿身上。婴儿便秘大多数情况是偶尔发生的，不是真正的便秘，因此婴儿便秘的大多数情况是不需要处理的。

　　另外一点，婴儿的腹部肌肉还不够强壮，所以在正常情况下排便就比较费劲，如果排便时看着他们很使劲的样子，并不表明孩子便秘，如果孩子的大便是软的，就不必担心。

此外，不必担心粪便在肠道存留的时间过久，从医学的角度，是不会造成危害的，那些什么要排毒之类的话都是不可信的。

如果是便秘的话，首先孩子的粪便会很硬、带血或者呈黑色；其次，孩子会表现出不舒服，拱着后背、收紧屁股，而且会哭闹；一般 5~10 天大便一次。

发生便秘后，不要停母乳，要坚持母乳喂养。至于母亲的饮食是否会引起孩子便秘，还没有十分可靠的证据。咖啡因有可能导致便秘，喂奶前一段时间就不要喝咖啡、茶或者进食含咖啡因的其他饮食。

如果吃配方奶粉的孩子出现便秘的话，就换一种奶粉喂养。

便秘往往始于添加辅食之后，这时候可以让孩子稍稍喝点水，每天 30~60mL。如果水不管用，就喂孩子等量的纯苹果汁、梨汁或西梅汁，渐渐加到一倍，看看孩子需要多少。其次是让孩子吃豌豆泥和西梅泥。

如果上述办法不管用，可以将甘油栓塞入肛门，这种办法偶一为之。不可使用矿物油、刺激性泻药和灌肠。

如果使用了上述办法还不奏效，便秘伴随呕吐、直肠出血等症状，需要去看医生。个别情况下，婴儿便秘是由其他原因引起的，包括先天性巨结肠症、甲状腺功能减退症和囊性纤维化。

婴儿肠绞痛

孩子生下来总是哭闹，一哭起来没完没了，试了各种办法都不管用，只能等他自己停止。这种情况除了极少数外，都是婴儿肠绞痛导致的。

5%~25% 的婴儿会发生这种情况，满足婴儿肠绞痛的条件是 2 周到 4 月龄健康婴儿每天哭 3 小时以上、每周这样哭 3 天以上、连续这般哭 3 周。看到这里很多人是不是要崩溃了？孩子天天这么哭，家里的长辈得着急成什么样？不要说等 3 周了，等 3 天都不可能，西药中药推拿艾灸统统过一遍，可这是几周到几个月大的婴儿啊。

婴儿哭是普遍现象，饿了、累了、冷了、热了、尿布该换了等都会用哭来表示，如果婴儿很健康、照料得很好、及时喂养也很干净，还是反复而无法平息地哭，就有可能是婴儿肠绞痛。

症状

婴儿肠绞痛有以下几个症状：

- 每天在同一时间哭，通常在傍晚或晚上。持续时间从几分钟到超过 3 小时，往往以拉屎或者放屁宣告结束。
- 哭得很厉害，哭到满脸通红，家长根本没有办法安抚。
- 毫无原因地开始哭。

- 喂奶会因为哭而受影响，但每天喝的总量不会减少。睡眠也会受到影响。
- 哭的时候曲腿、握拳、拉紧腹肌。

婴儿肠绞痛虽然让全家焦头烂额，但不会引起任何严重的后果，患婴儿肠绞痛的孩子在身体发育和智力上与未患婴儿肠绞痛的孩子没有区别。到 3 月龄的时候，婴儿肠绞痛开始改善，4~5 月龄时绝大部分患儿症状消失。

病因

大约 1/5 婴儿会患婴儿肠绞痛，究竟是什么原因造成的？

答案是不清楚。

怎么回事？孩子哭成这样，居然不知道什么原因？

确实有专业人员给出婴儿肠绞痛的病因，但那些只是某种可能。很多病和症状与婴儿肠绞痛一样病因不明，并非是什么都不知道，而是无法发现适用于所有患者的致病原因，有些患婴儿肠绞痛的孩子能够联系上某种因素，但有些孩子任何相关因素都找不到，就是莫名其妙地哭。

唯一比较确定的是，母亲在怀孕期间和生产后吸烟，婴儿出现肠绞痛的风险高。相对于婴儿肠绞痛，孕妇和哺乳期妇女吸烟会对孩子造成很多更为严重的后果，是绝对不能有的嗜好。

母乳喂养与奶粉喂养在婴儿肠绞痛上没有区别，孩子是第几胎也没有影响，男孩女孩并没有区别，母乳喂养的母亲的饮食也不会影响婴儿肠绞痛的风险。

有人认为是对母乳和奶粉中的某种成分过敏，或者是乳糖不耐受引起的，但并没有证据支持。有人认为是肠道菌的原因，也无法确定。此外还有消化系统没有发育完全、父母过于焦虑、喂养和照顾方式不恰当、出生时难产等可能，但都不能被证实。

那么，有没有一种说得过去的解释？

有人认为这是进化上的一种欺骗行为，爱哭的孩子有奶喝，婴儿以这种定期哭的方式获得更好的照顾，还可以避免意外的发生。但这种情况并不具备真正的进化优势，因为如果所有的孩子都哭，父母就会当成孩子的自然行为了，所以才维持在比较小的百分比上。

从进化上解释很有意思，但同样无法确定。

治疗

因为不知道是什么原因造成婴儿肠绞痛，所以就谈不上治疗，唯有等孩子到 3~4 月龄时自动不再哭了。

药物治疗的措施有使用促进排气的药物，也有专门给婴儿用的这类药物，但由于婴儿肠绞痛并非因为胀气引起的，这些药对婴儿肠绞痛没有太大的帮助。另外是使用益生菌，虽然相关的报告很多，但没有足够的证据支持。

至于替代疗法、传统医学那些办法，包括针灸、推拿、捏脊等并无确切研究结论。中草药很可能含有少量有毒、有害物质，艾灸的烟雾对呼吸道有刺激作用，对于婴儿来说，这些东西一定要避免。那些补充剂、洋草药也是一样的，都不要给孩子吃。

怎么办？

除了等孩子到 3~4 月龄以外，有些办法可以缓解婴儿肠绞痛，婴儿肠绞痛因人而异，不同的办法对不同的孩子效果不一。

- 有些孩子只要抱着就会好一些，但是千万不要摇晃孩子。有时候把孩子用毯子裹起来会有帮助。有时候把孩子放在摇椅里也有帮助，还能让自己休息一下。但不要频繁地把孩子抱起来、放下，因为那样的话孩子会哭得更厉害。
- 给孩子用安抚奶嘴有可能管用，或者推着孩子出去走一圈，如果怕孩子哭声打扰别人，就带孩子开车出去兜一圈。
- 找个安静的地方，把灯光调得暗一点。或者让孩子在婴儿床里自己待 5~10 分钟。
- 给孩子洗个热水澡，或者轻轻地按摩。
- 在家里制造一点噪声，风扇、音乐、洗衣机、吸尘器的声音都可以，或者干脆自己唱歌给孩子听。

除了这些方法之外，在喂养上也可以采取一些措施。

- 喂孩子的时候尽可能采取直立的姿势，这样吞进去的空气会少一些，喂完后拍出气体。
- 采取少量多次喂养。
- 如果母乳喂养，先吸空一侧再吸另一侧，因为先吸出来的母乳是为了解渴的，吸空一侧会让孩子更容易满足。
- 虽然母亲的饮食不影响婴儿肠绞痛，如果有婴儿肠绞痛家族史的话，避免咖啡、茶、辣椒、坚果、花生、奶制品等可能引起过敏的食物。
- 如果奶粉喂养的话，要选择合适的奶嘴，以免吸入过多的空气。
- 如果奶粉喂养的话，可以试试换低过敏奶粉。试一个星期，如果有效就继续，无效就不要继续了。有效并不表明孩子对奶粉不耐受，只是说明对缓解婴儿肠绞痛有帮助。

婴儿肠胀气

婴儿生下来就哭，哭呀哭，一直哭到 1 岁之后才会好转，这是因为他们还不会说话或者用言语表达，只能用哭这种表达方式来和大人交流。

很多时候孩子一哭，家长们和保姆们能够找到原因，比如婴儿饿了、困了、不舒服了。有的时候找不到原因，可能是婴儿肠绞痛。在两者之间还有一种可能，就是婴儿肠胀气。

其实哭本身会导致婴儿吸入更多的气体，除此之外他们喝奶和使用安抚奶嘴的时候也会吸入气体，加上婴儿的消化道比较敏感，这些原因导致他们每天放屁 13~21 次。如果在放屁的时候只折腾几秒钟，这属于正常现象。

如果婴儿肚子里面有过多的气体的话，他放屁的时候会脸部通红、做出很多动作，比如握拳、踢腿、屈膝、肚子里有声音、打嗝、拒绝喝奶和进食、肚子大或者绷紧，同时会有哭闹，这就是婴儿肠胀气的症状。

关于肠胀气的原因，如果是母乳喂养的话，有可能和母亲的饮食有关，比如母亲吃了容易产气的食物、吃了含酸的食物和大量的奶制品，但母亲的饮食并不是婴儿肠胀气的唯一原因。如果是奶粉喂养的话，有可能对奶粉有反应而出现食物不耐受。更为常见的原因，是喂养时吸进来过多的气体。

婴儿肠胀气与婴儿肠绞痛的区别是后者会哭 3 个小时以上、每周哭 3 天以上、连续哭 3 周以上，年龄在 2 周到 4 月龄。

目前市面上有一些声称能够帮助缓解婴儿肠胀气的药物，但其效果并没有获得真正的证实，如果服用的话，应该事先咨询医生。

对付婴儿肠胀气，最好的办法是预防，可以采取以下措施：

- 封口。因为导致婴儿肠胀气的最常见的原因是在喝奶的同时吸入过多的空气，因此如果是母乳喂养的话，要保证乳房和孩子的嘴之间没有空隙。如果是奶粉喂养的话，要让孩子含住奶嘴而不是奶嘴的头。
- 位置。喂孩子时，让孩子的头部高于其腹部，这样奶进入腹部的下部，空气升到腹部的上方，可以通过打嗝而出来。
- 奶瓶。用奶瓶喂养时，放置在 30°~40° 角，这样空气会跑到奶瓶的底部。或者换成慢速奶嘴。
- 拍打。喂奶中间或者喂完奶，让孩子处于直立姿势，轻轻拍打后背，让孩子把气体吐出来。
- 忌口。如果是母乳喂养，少吃奶制品和一些产气的蔬菜比如花椰菜，豆类也要适当少吃。如果是奶粉喂养而且有肠胀气的话，换不同牌子的奶粉。
- 排气。让孩子仰卧，像骑自行车那样活动孩子的两条腿；可以轻轻按摩孩子的肚子；在大人在旁边的情况下，让孩子趴着；洗个温水澡。这些办法都有助于排出肚子里的气体。

婴儿肠胀气是正常情况，也是可以预防和解决的，在极其罕见的情况下，肠胀气是严重的胃肠道疾病的第一个症状，发生下列情况，要及时就医：

- 不排便、血便、呕吐。
- 过度哭闹。
- 3 个月以下婴儿发烧。

婴幼儿胃食管反流

胃食管反流病（gastroesophageal reflux disease，GERD）是胃里的东西包括胃酸反向流动到食管甚至口腔，这是一种很常见的症状，在发达国家的发病率在 10%~20%，随着年龄增长而逐渐增加，美国的数据是每周有 20% 的人有症状，每天有 7% 的人有症状。

2 岁以下的婴幼儿出现这种症状通常被称为胃食管反流（gastroesophageal reflux，GER），出生后头 3 个月 GER 的比例高达 50%，大多数胃食管反流的婴幼儿在 12~14 月龄时症状消失，如果依然有症状的话，就要考虑是否是 GERD。

婴儿的 GER 的主要表现是吐奶，健康的婴儿每天吐几次奶是正常的，这是因为婴儿的食管下括约肌还没有发育成熟。食管下括约肌应当只有在进食的时候张开，其余时间紧闭，但在婴儿期往往做不到这一点，尤其是当胃部充满的时候，就容易出现反流，导致喷奶和吐奶。

除了食管下括约肌发育不成熟之外，婴儿在多数时间平躺着，吃的几乎是全液体饮食，使得胃食管反流很难避免，尤其是早产儿。这种因为发育不成熟而导致的问题，特别是多达半数的孩子在头 3 个月内会出现，其实是进化的代价。

很多动物生下来的当天就能满地跑了，这是一种进化的优势，因为这样一来小动物很快具备了一定的自我保护能力，起码它们的爹妈保护它们会容易很多。但是我们人类则不然，人类的婴儿生下来后是毫无防护能力的，很多功能还没有发育成熟，需要父母的密切照料。这样固然非常促进亲子关系，但在残酷的自然竞争中就会非常不利，不仅有胃食管反流等问题，一旦面临危险，连生存都会成问题。为什么没有进化出像很多动物那样生下来就能够满地跑的能力？

有一种理论认为在比远古还远古的年代，古类人猿是有第四孕程的，尽管小猿人生下来不能马上爬树，起码消化系统发育好了，这是很关键的，因为关系到营养的摄入。可是后来人类智力发育了，表现之一是出生的时候脑袋大，如果多怀 3 个月，就无法通过顺产出生。那年月连医生都没有，哪有什么剖宫产？只能进化出早 3 个月出生，用出生后一段时间因为发育尚未完全而出现的种种问题作为代价，换取大头。结果大家都看到了，尽管我们生下来之后很无助，但我们有一个很大的脑袋，征服世界最终靠的是智慧而不是武力。

随着婴儿成长，食管下括约肌发育成熟了，胃食管反流症状便消失了，到一岁的时候，绝大多数孩子不再出现胃食管反流的症状。如果还出现的话，就可能是食管下括约肌无力或者松弛，这就是幼儿的胃食管反流病。除此之外，喂牛奶后发生食物不耐受，也会引起胃食管反流。幽门狭窄、嗜酸性食管炎等也会导致胃食管反流。

婴幼儿胃食管反流不会造成什么不好的影响，胃食管反流病则有可能导致发育不良。应对胃食管反流可以采取以下几点：

- 少量多喂。
- 喂奶中间拍嗝。
- 喂奶后竖着抱 20~30 分钟。

- 母乳喂养的母亲在饮食中不吃奶制品、牛肉和鸡蛋，试验一下孩子是不是存在过敏。如果没什么变化的话就继续吃吧，毕竟母亲的健康也很重要。
- 配方奶粉喂养的，换一种奶粉。
- 换奶嘴，因为奶嘴或大或小会导致吸进过多空气。
- 如果孩子月龄够了，医生同意的话，适当添加辅食。

仅仅胃食管反流是无需治疗的，除了采取上面这些措施之外，剩下的就是等待，等孩子大一点后自愈。

婴幼儿血管瘤

婴幼儿血管瘤是一种常见病，也是婴幼儿最常见的良性肿瘤，白人婴幼儿的发病率达到1%。肿瘤这个词让人心惊肉跳，但如果是良性的就不必惊慌，特别是婴幼儿血管瘤。

常常见到白人小孩脸上、脖子、胳膊上红红的一块，猜想这孩子的胎记这么严重真可怜。错了，那不是胎记，而是血管瘤。血管瘤大多在出生后4~6周出现，前6个月内快速增长，到1岁的时候，就不再长大了。半数血管瘤到5岁时消失，70%的血管瘤在7岁时消失，12岁的时候血管瘤全部消失了。

婴幼儿血管瘤可能在全身出现，主要出现在脸上、头上、颈部和背部。一开始容易和胎记混淆，开始增长后就好分辨了。血管瘤分3种：

- 浅表血管瘤：出现在皮肤表层，颜色为鲜红或者紫色，又被称为草莓痣。
- 深部血管瘤：在皮下脂肪层生长，颜色为蓝色、紫色或者和皮肤颜色一样。
- 混合型血管瘤：这是最常见的一型，具备前面两型的特点。

婴幼儿血管瘤一开始是平坦的红色的斑点，长大后多数为圆形或椭圆形，但是大型的就会因为身体的形状而改变其形状。小的血管瘤也就1mm，大的可达20cm甚至更大。血管瘤的生长和消失的速度也不一样。血管瘤偶尔会破裂，导致出血、疼痛、瘢痕和感染，个别情况下会影响到孩子的视力、呼吸、听力。80% 的患者只有一个血管瘤。

为什么额外的血管会生长在一起，其原因目前还不清楚，可能和出生后雌激素水平有关，也可能有遗传因素。女孩比男孩多发、白人婴幼儿多发、早产和出生体重低的婴儿多发。血管瘤的形成与怀孕期间做了什么、吃了什么无关，至少现在没有发现任何关联。

由于婴幼儿血管瘤都会自动消失，所以在治疗上以观察为主，不需要治疗，况且药物还会有副作用。但从患者的角度，如果血管瘤长在脸部等处，会影响外观，对社交和心理发育有影响，那么可以进行治疗。目前美国 FDA 还没有批准任何治疗婴幼儿血管瘤的药物，如果一定要治疗的话，可以采取下列手段：

- 皮质类固醇药物：可以注射、口服或外用，其不良反应会导致生长缓慢、高血糖、高血压和白内障。
- 激光手术：激光可以使血管瘤停止生长，也可以切除或者治疗溃疡，其不良反应包括疼痛、感染、出血、瘢痕和皮肤变色。

近年来，使用普萘洛尔和长春新碱治疗婴幼儿血管瘤的效果不错，而且不良反应小。

婴幼儿血管瘤通常不会导致不适，是否会留下瘢痕则看血管瘤所处的位置、大小和是否出现溃疡，在鼻子、嘴唇、前额和耳朵等处的血管瘤容易留疤。有些情况下，血管瘤消失后，其部位会出现多余的皮肤，需要手术切除。还有可能出现皮肤变色，可以进行激光治疗。

婴儿鹅口疮

　　鹅口疮是婴儿较为常见的疾病，新生儿大约 1/20 患鹅口疮，满月时患病率就上升到 1/7，之后患病率就逐渐下降。

　　鹅口疮是由白色念珠菌引起的，这是一种真菌，属酵母菌属。这种酵母菌正常存在于人的口腔中，被免疫系统很好地控制着，如果免疫系统控制不住的话，就会出现感染。婴儿患鹅口疮的原因是它们的免疫系统还没有发育完全，尤其是早产儿，患病的风险更大。婴儿多在出生过程中染上白色念珠菌，母亲有阴道白色念珠菌感染的话，就会把感染传给孩子。但是还不清楚为什么有的孩子没事，有的孩子会形成鹅口疮。

　　另外，如果婴儿服用抗生素的话，也容易患鹅口疮。因为免疫系统控制白色念珠菌的办法是靠益生菌，抗生素杀死了益生菌，影响了口腔菌群的平衡，导致白色念珠菌繁殖失控。如果母亲服用抗生素的话，也有可能导致母亲的白色念珠菌繁殖失控，将白色念珠菌传给孩子。

　　婴儿鹅口疮的主要症状是孩子的舌头上出现一层白膜，白膜也有可能出现在口腔的其他地方，这种白膜很难抹掉。很多孩子有可能对此无所谓，也有可能因为疼痛而不吃奶或者哭闹。婴儿鹅口疮通常不严重，诊断也很容易，如果肉眼确定不了，可以刮下后送实验室培养。

婴儿鹅口疮是否能够预防还不清楚，对婴儿接触的物品消毒处理，大人勤洗手。孕妇可以检查一下是否存在阴道白色念珠菌感染。

治疗婴儿鹅口疮的药物有两种，咪康唑（miconazole）和制霉菌素（nystatin）。每天 4 次，两天后可能就见效，喂奶后使用效果最好。白色念珠菌感染消失后还要继续用药两天，以预防感染复发。如果用药一周后还没有清除感染，要再次就医。

多数情况下，首选咪康唑。这种药是软膏，用干净的医用棉签抹在感染的部位，每次只抹一点点，注意不要抹到婴儿口腔的后方，以免引起窒息。一小部分婴儿抹药后会生病，这种情况不必担心，会很快消失的。

少数情况下，首选制霉菌素，这种药是滴液，滴到患部，婴儿不会出现不良反应。

如果母乳喂养的婴儿患鹅口疮，很可能会传染给母亲，造成乳头鹅口疮。在喂奶的时候会出现疼痛，有时候喂完奶还疼，乳头及其周围会很敏感，颜色也会发生变化。

如果出现这种情况，母亲可以坚持哺乳，每次喂奶后用咪康唑涂抹乳头，下次喂奶前清理掉。即便没有出现乳头鹅口疮，在婴儿患鹅口疮之后，母亲可以用咪康唑涂抹乳头以预防感染。

疫苗是什么？

疫苗是现代医学最伟大的成就

200多年前，爱德华·琴纳发明了牛痘苗（也称天花疫苗），使得人类在一万年传染病的噩梦中终于看到了光亮。曾几何时，感染天花的死亡率为30%，1岁内儿童感染天花后死亡率为40%~50%。存活者有1/6的人单目或双眼失明，每个人身上都留下永久性的斑点，几乎所有的人可能被这种凶恶的病毒感染，天花成为人生的一道大劫。

在琴纳的墓碑上刻着这样一句话："琴纳以他的智慧把健康和生命带给全世界半数以上的人。"如果没有牛痘苗，今天地球总人口可能只有现在总人口的一半甚至更少。

麻疹疫苗、脊髓灰质炎疫苗、乙型肝炎疫苗、百白破疫苗、肺炎疫苗、流感疫苗等可供免疫接种的疫苗是我们所能享受的现代医学的最伟大的成就。我们的孩子比我们的父母和我们自己要幸运得多，他们从一出生就得到了疫苗的有效保护，减少了很多患烈性传染病的风险。他们的孩子也会比他们更幸运，但前提是预防接种的现代医学大计不能动摇。动摇这项大计，其后果是让许许多多的孩子面临烈性传染病的危险，会导致许多幼小的生命夭折。

疫苗是控制和消灭传染病的最佳甚至唯一的手段

对付传染性疾病，靠治疗病人是远远不够的，不仅因为很多传染病没有有效的治疗方法，更因为其病原微生物往往有很强的传播能力，在治疗之前、之中甚至治疗之后还能传染其他人，因此必须从切断传播途径上入手。

疫苗能够保护接种者不被感染，如果有很大比例的未感染者接种了疫苗，致病微生物就无法继续传播，从而控制本地区该疾病的流行。做到这一点，必须对多数人进行预防接种，尤其是儿童，抢在他们被感染之前让他们具备抵抗力。经过长期的儿童预防接种，使得全社会具备对某种致病微生物的群体抵抗力，这样这种传染病就有可能从本地区消失。

这个理论在牛痘苗的大规模预防接种中获得了证实，一些国家靠普及接种牛痘苗陆续消灭了天花，在此基础上，世界卫生组织在全球范围内开展消灭天花行动，经过全球不分肤色、不分种族、不分政见的一致努力，于 1979 年消灭了天花。恰恰是在消灭天花的前几年，对付天花病毒的特效药物才研制成功，更说明疫苗是对付传染病最有效的办法。

天花被消灭了，今天的儿童就不必像他们的祖父母或父母那样再接种天花疫苗了。目前，世界卫生组织希望继续努力，消灭脊髓灰质炎和麻疹等传染病，这就是为什么在这两种疾病依旧比较严重的国家和地区进行针对脊髓灰质炎和麻疹的补充免疫（强化免疫）的原因。

预防免疫是全球一致的健康行动。中国政府在预防接种上一贯与国际接轨，也因此取得了巨大的成就，是政府为民众提供的优质服务之一，在预防接种政策上制造阴谋论，是动摇民心，影响社会稳定，破坏来之不易的卫生防疫的现代化局面。

预防接种不容易

中国是一个大国，预防接种又是一项长期的工作，很难做到面面俱到，很难保证没有失误。由于人口流动的原因，必须做好全国范围的预防接种，不能留有死角，否则会出现死灰复燃的情况。

预防接种本身也不能实现100%防护，例如麻疹疫苗，第一剂能够提供93%的保护率，尽管绝大多数人具备了抵抗力，但对于整体来说不够，因此要接种第二剂，达到97%的保护率。但仍有极少数无法产生抵抗力的高危人群，或者如果某地区漏种严重的话，就无法达到有效的整体防御能力，所以才要在重点地区进行查漏补种。在具体操作中，有些儿童可能多接种了疫苗，但并没有害处。如果按个别人的逻辑，不能接种额外剂次的话，第二剂就根本无需普及接种。希望对补充免疫（强化免疫）有顾忌的人们想一想，不要被个别人的混乱逻辑所误导。

中国的预防接种体系的建立是从中央到基层各级卫生防疫人员共同努力的结果，不是某个人或者某些人的功劳。我有幸和老一代防疫人共事，他们经过中华人民共和国成立后的风风雨雨，在艰苦的环境中不求名利地工作，为中国的卫生防疫事业奉献出自己的一生。

我也有幸在计划免疫冷链系统初建之时和边远地区基层预防接种人员共事，他们虽然知识有些陈旧，但他们在极其艰苦甚至恶劣的环境下，为预防接种所作出的贡献是那种坐在大城市舒适的办公室里、在微博上大放厥词的少数人所不可望其项背的。

我还有幸和这样一些地方防疫人共事，他们忍着晕车、忍着病

1 小时科普：新生儿 / 婴幼儿护理

痛，前往边疆执行防疫任务，他们之中有的人早早就不良于行，有的人过早去世。他们才是中国卫生防疫的脊梁，而那些散布中国预防接种谣言的人则是中国卫生防疫的耻辱。

在补充免疫（强化免疫）的争论中，支持补充免疫（强化免疫）的网友们是为了科学良知、为了良心、为了全中国和全世界的儿童、为了子孙后代。

疫苗不是万能的

离开疫苗是万万不能的，但是疫苗不是万能的。

疫苗是预防传染病的最有效的手段，这只是对于群体来说，对于个人来说，则是疫苗可以为绝大多数人提供预防某些传染病的能力，但无法为每一个人提供这种能力。

有极少数人由于禁忌证无法接种某种疫苗，有极少数人由于免疫功能低下而无法接种或者不能产生有效的抗体，老年人由于免疫功能下降而有可能不能形成足够的抵抗力，还有诸如乙肝疫苗无反应者等情况，这些情况是疫苗所无法覆盖的极少数人。此外还有疫苗所激发的免疫抵抗力随着时间而退化的情况。

疫苗本身不能杀死致病微生物，而是要靠免疫系统来起作用，如果免疫系统不能被疫苗所激活，疫苗就无法生效。

接种疫苗为了什么？

疫苗是现代社会的一部分，绝大多数人接种了疫苗，大家有没有认真考虑过，接种疫苗是为了什么？

不接种不能入托、不能上学，所以不得不接种？

74

不对，接种疫苗首先对接种者本人有好处。接种了疫苗后，绝大多数接种者会产生对某种传染病的有效的抵抗能力，而且往往是终身的。这样一来就不会因自然感染而出现严重的后果。

比如麻疹，在发达国家，感染麻疹后死亡率为千分之一，在不发达国家和医疗水平落后的地区，感染麻疹后死亡率达 10%~20%。接种了麻疹疫苗，就不再有这样的风险了。

再比如乙肝，根据 2014 年中国疾控中心的流行病学调查统计，中国有 9000 万的乙肝病毒携带者，2000 万左右的乙肝患者。乙肝疫苗的出现，使得美国儿童和少年的乙肝感染率降低了 95%。在中国台湾，乙肝疫苗将肝癌的发病率降低了 99%。在中国，乙肝疫苗使得儿童的乙肝感染率在 10 年内从 15% 下降到 1%。

接种疫苗对接种者周围的人有好处。婴儿在 6 月龄之前不能接种流感疫苗，因此采取家人和照顾他们的人接种流感疫苗的办法，在婴儿周围建立一个保护圈，不让婴儿受到流感病毒的感染。对那些无法接种疫苗的人，以及那些对疫苗无法产生有效抵抗力的老人和免疫功能障碍的人们，家人接种疫苗可以提供间接的保护。父母也好，孩子也罢，他们是爱我们并被我们所深深爱着的人们，为他们接种疫苗是我们爱心最真诚的体现。

接种疫苗对接种者所服务的人有好处。医护人员、照顾婴儿和照顾老人的人员接种疫苗，可以保护他们的病人、他们所照顾的对象，因为这些人更容易被传染病光顾，患传染病后更容易出现严重的并发症，从职业道德上讲，这类人员有义务接种疫苗，保护他们所服务的人。

接种疫苗对其他人有好处。上面提到一些人无法受到疫苗的有效保护，要靠周围的人普遍接种疫苗，这样致病微生物就没有传播的途径，这样他们就会少接触或者不接触致病微生物。接种疫苗是社会责任，是我们这个文明社会的一种道义准则。

接种疫苗对子孙后代有好处。和很多致病微生物一样，天花病毒是最近一万年内由动物微生物演变成人类致病微生物的一种，人类靠疫苗消灭了天花病毒，就没有必要继续接种天花疫苗了。消灭天花行动是人类预防接种的一个黄金时代，全世界的人们无论对于常规免疫还是强化免疫都毫无怨言，也没有人抱怨为什么为漏种者买单。这项行动成功了，我的儿子便用不着再接种天花疫苗。如果我们消灭了麻疹和脊髓灰质炎，我儿子的孩子便无需接种这两种疫苗，也就用不着因第一针麻疹疫苗那 5% 发热率而顾虑了。

包括我在内的几代人在天花疫苗接种上的所作所为，不仅仅为了消灭天花，还体现出人类的一种群体的价值观和科学理念，我们用上臂上的每一个疤痕锻造出一把消灭天花的利剑。这种价值观和科学理念是今天的人们和我们的后人继承的一个宝贵的科学财富。每个生活在这个星球的人都应该为自己和他人的后代承担责任，在预防接种上，这个责任则是请您和您的孩子按照国际组织的建议和国家有关部门的规定接种疫苗。预防接种是非常安全的，更是极其有益的。

我们所要做的事情并不伟大，只是在尽力不比我们的先人更愚昧罢了，只是不让科学的火炬在我们手中熄灭而已。

额外剂次疫苗有害吗？

在强化免疫（或者正确地应该叫作补充免疫）的问题上，不少人存在着顾虑，如果已经完成了脊髓灰质炎疫苗和麻疹疫苗的接种，多接种了一次是不是有害？其中很多人抱着宁可信其有的态度，对补充免疫（强免）产生抵触情绪。

疫苗的剂次

目前儿童应该接种的疫苗绝大多数是多剂次的，要在不同的月龄或者年龄分别接种几次。这样做主要因为儿童的免疫系统还没有发育成熟，需要反复刺激以产生足够的免疫能力。

剂次代表着什么？

剂次代表多数人得到有效保护的最小次数。请大家看清楚，是最小次数。既然是最小次数，多一次或者几次绝对不代表不安全，相反会更好，这一点下面还会再谈。

在免疫接种的具体实践中，多接种剂次本来就存在着，并非补充免疫（强免）所特有的。比如乙肝疫苗，5%~15% 的人在接种完3 剂后没有抗体，应该再接种 3 剂，有 30%~50% 的机会出现抗体。如果再接种 3 剂还是没有抗体，才算无反应者。还有些疫苗有可能不能提供终身免疫，需要加强，比如百白破疫苗和老年人接种的肺炎疫苗。有些疫苗由于病毒变异，需要定期接种，比如流感疫苗需要年年接种。

之所以选择最小有效剂次，是因为免疫接种的对象是全体儿童，是一项花费巨大的预防医学工程，不仅有疫苗本身的费用，还有接种的费用，加上家长的时间和精力，并非不能多接种。

接种额外剂次只因为补充免疫（强免）？

补充免疫（强免）的一个"罪名"是导致那些已经按规定接种了足够剂次的儿童接种了额外的剂次。

美国在常规免疫上也存在额外接种的情况。1997 年对 32 000 名 19 月龄到 35 月龄儿童问卷调查发现，其中只有 53% 的儿童按程序接种了所需的疫苗，21% 的儿童至少多接种了一剂次。造成常规免疫多接种剂次的原因之一是幼儿要接种多种多剂次疫苗，不仅家长容易糊涂，医护人员也容易糊涂。这还是二十几年前的情况，现在常规免疫的疫苗种类增多，这种情况有可能更多见。在美国如此，作为幅员辽阔、人口众多的中国，尤其是广大的偏远地区，类似情况会更多见。

这项研究指出，尽管存在高达 20% 的多接种，但没有发现对孩子有任何损害。

这些研究还发现，高达 1/3 的儿童缺少剂次，没有按规定接种，这就是漏种，由于没有达到最低保护剂次，这些儿童是严重传染病的危险人群。有人说找到这些儿童，进行补种了，不是就不必进行补充免疫（强免）了吗？但是如此高的比例，要花多大力气去找？是把每一个漏种的都找到容易？还是对于重点流行地区进行补充免疫（强免）容易？

前者会消耗巨大的卫生防疫资源，其结果是不可能找到所有漏种者，从而无法达到目的，使得好钢没有用在刀刃上。后者则能够更有效、更节省地达到目的。这一点在全球消灭天花的实践中已经得到证实。

1966 年，世界卫生组织开展全球消灭天花行动。主要在亚非拉国家全面接种牛痘，使天花找不到新的载体而自然消失。这个计划一开始采取找漏种的办法，很不成功，无论怎么努力，天花还是能找到新的感染者。后来采取补充免疫（强免）的办法，患者出现后，对其所住的地区全面封锁，所有人无论是否接种过都再接种一次，直到患者恢复，没有新的病例出现为止。这种办法相当成功，在三年半时间内，中非和西非消灭了天花，进而完成全球消灭天花。

在补充免疫（强免）行动中，重点地区的有些儿童不可避免地多接种一剂疫苗，但这种额外接种无害甚至是有益的，所换取的是能够尽快灭绝相关病毒，使得全球的儿童不必再接种，也使得那些因为各种原因无法刺激出有效免疫力的儿童、那些免疫力减退的成人不再面临该微生物的威胁，这样的行动难道不应该吗？这样造福今人造福子孙的行动为什么要千方百计地反对？

剂次不是剂量

有一句话"剂量决定毒性"，被人错误地用在疫苗的剂次上，不少人认为疫苗接种的次数多到某种程度，就有"毒性"了。

剂量应该指的是每一次接种的量，如果一次接种的量安全，接种几次甚至很多次都是安全的。就和吃药一样，剂量是每次吃的，过几个小时再吃或者改天吃，相当一部分的药物被吸收或者排泄了，不能叠加起来算，否则慢性病病人没法长期服药了。

以前对疫苗接种剂次的顾虑，是考虑到如果儿童接种了太多种 / 次疫苗的话，是不是会造成免疫系统超负荷或者虚弱。2005 年丹麦的一项对 80 万名 1990 年到 2001 年出生的儿童的大型研究，证明疫苗接种并不会增加患有其他传染病的风险，从而证明了多剂次接种是安全的。

疫苗的其他不良反应，比如接种麻疹疫苗后有 5% 的儿童会发热 1~2 天。这些不良反应除了过敏反应以外，主要在第一次接种麻疹疫苗时出现，第二次接种时就很少会发生，所以接种额外剂次的不良反应远少于首次。对于麻疹疫苗来说，接种肯定要接种，不良反应的风险在必须接种的第一剂的时候已经承受了，后面的剂次不良反应的风险极其微弱。

额外剂次，身体怎么看？

对于身体来说，疫苗接种是怎么回事？

就拿乙肝来说，不接种疫苗的话就有可能通过自然感染的途径感染乙肝病毒，首先不知道什么时候感染的，其次后果不清楚，也许自愈，也许转为慢性感染。乙肝疫苗是人为地模拟了一次乙肝病毒的感染，不仅掌握了时间，而且掌握后果，与感染活病毒不同，乙肝疫苗的唯一作用就是刺激免疫系统产生对乙肝的抗体。自然感染除了产生抗体外，还有可能导致严重的急性发作或慢性感染。因此乙肝疫苗接种要在出生后尽快接种，抢在乙肝病毒自然感染人体之前。

在此之后，如果乙肝病毒进入身体，免疫系统就会发觉并将之消灭，同时对免疫系统也是一次激活，使得免疫系统对乙肝病毒更加敏感。再接种乙肝疫苗也同样会激活免疫系统。对于我们来说，接种疫苗和自然感染的区别是前者安全可控而后者不安全不可控，但对于免疫系统来说，两者没有什么区别，都一样调动免疫系统对乙肝病毒的应激反应。

疫苗所预防的病毒和细菌中的很多种在我们身边存在着，孩子们经常接触这些病毒和细菌，他们没有生病是因为疫苗保护了他们，这些自然存在的病毒和细菌对于接种过疫苗的免疫系统来说就是在一次又一次地补充免疫，这种"额外剂次"自然存在着而且次数更多，为什么偏偏认定主动的一两次额外剂次就有害？就不应该接种？

一些疫苗接种后需要加强，就是在刺激免疫系统，这和补充免疫（强免）的额外剂次是一个道理，这种额外剂次可以提供额外的防护，从这一点上说是有益的。

回到前面讲过的最小剂次上来。拿成人接种水痘疫苗做例子，接种一剂可以达到 78% 的保护率，就是说 100 名接种者中有 78 人产生了有效抗体。这种防护效果并不理想，接种了第二剂后达到很理想的 99% 的保护率，就是 100 名接种者中有 99 人产生了有效抗体。

麻疹疫苗也一样，第一剂达到 93% 的保护率，第二剂达到 97% 的保护率，为了多出的 4%，所有人包括已经产生了免疫力的 93% 在内的人都再次接种疫苗，之所以这样做，是因为对于传染性很强的麻疹病毒来说，93% 的保护率是不够的。这是常规免疫中已经存在的措施。之所以补充免疫，也是因为有漏种的，没有达到理想的保护率。

为什么要做这种对于绝大部分人都没有必要的事？因为多接种一剂对于这些人来说是无害的，而且多接种一剂对于已经产生抗体的这批人来说，可以提供额外的防护，所以不仅无害而且有益。

在常规接种中，有不少儿童和上面这个例子一样，没有十分必要地接种了额外剂次，但这种额外剂次对他们是无害而且有益的。这种接种实践在全球范围已经推行了几十年了，没有出现任何问题。

2014 年发表的一项研究结果是这样的，完成常规接种脊髓灰质炎疫苗的儿童，粪便中检出脱落的病毒率在 19%~26%，额外接种一剂脊髓灰质炎疫苗的儿童，粪便中检出脱落的病毒率在 8%~12%，表明额外剂次在高危国家可以为儿童提供更强的防护。

请那些对补充免疫（强免）存有疑虑的人们好好想一想，为什么要反对一件对自己孩子和别人的孩子都有益无害的事情呢？

清醒吧！

哪些情况下不能接种疫苗？

到底在什么情况下不能接种疫苗？这涉及年龄、健康状况和其他因素，而且各种疫苗禁忌人群不同。

疫苗接种不可耽误

原则上来说，适合人群特别是儿童都应该及时接种疫苗。如果到了接种时间生病了，要看病的状况，如果症状比较轻的话，一般不会影响疫苗接种。如果症状中度到重度，可以等恢复后再接种。对于媒体上渲染的疫苗接种事故不必恐慌，中国每年疫苗接种次数以上亿计，拿你看到的报道做分子，就知道比例是多么低。此外，因为每个孩子都会接种很多次，其中有些孩子会患严重的疾病，往往想当然地与疫苗接种联系上，其实绝大多数情况是与疫苗无关的，在这方面国际上有非常认真和详细的流行病学研究，因为疫苗是现代卫生防疫的主要手段之一，疫苗安全是国际组织和各国政府以及权威机构不敢掉以轻心的领域。

至于过敏体质不应该接种疫苗的说法，没有科学依据。疫苗的过敏反应是根据不同疫苗而决定的，而且往往只有当出现严重的、危及生命的过敏情况才不应该接种，并不存在各种疫苗都不能接种的情况，唯一的例外是吉兰 - 巴雷综合征 (Guillain-Barré syndrome)，

83

也只是部分疫苗不能接种。

由于各种疫苗都有一些禁忌人群，所以社会上就有一小部分人无法享受疫苗的防护，他们的免疫防护要靠他们周围的人按时接种各种疫苗，为他们形成一个社会性的免疫防护，因此接种疫苗是利己又利人的措施，不仅避免或者减少自己生病的机会，也为其他人提供了免疫保护，是全社会切断传染病传播链的共同努力。

流感疫苗

年度流感疫苗的效能（vaccine efficacy，VE）在 10%~60%，意思是接种流感疫苗的话，可以将患流感的风险降低 10%~60%。

因为流感病毒变异很快，流感疫苗的研制要根据全球流感监测的数据进行预测，多数情况下预测准确，能达到 50%~60%VE，少数情况下失准。流感是一种严重的传染病，尤其严重威胁老人、小孩、孕妇、慢性病患者，所以尽管要年年接种，还是非常值得的。

流感疫苗有两种，灭活疫苗和活疫苗。

6 月龄以下婴儿因为年龄太小，还不能接种流感疫苗，因此要靠周围的人为他们提供免疫。吉兰 - 巴雷综合征患者也不能接种流感疫苗。如果正值生病期，症状轻微者可以接种，中度以上者等病好后再接种。

灭活疫苗

如果对流感疫苗出现严重过敏者就不要接种了，这种过敏主要是对于鸡蛋过敏，因为大多数流感疫苗里有鸡蛋的成分。

目前灭活疫苗里面鸡蛋成分很低，对于对鸡蛋过敏者基本上不会造成影响。如果只是对鸡蛋轻度过敏的话，可以接种疫苗。如果对鸡蛋严重过敏的话，可以到变态反应医生处接种。总之，对鸡蛋过敏并不影响接种流感疫苗。

更保险的办法是接种用细胞培养制备的流感疫苗，但这种疫苗目前只被批准用于 18 岁以上人群。

活疫苗

这种疫苗适用人群就窄多了，怀孕的、有过敏症状的（不仅仅对鸡蛋过敏）、有心肺肝肾神经系统慢性疾病的、免疫功能低下的人群以及长期服用阿司匹林药物的儿童都不要接种。

这种疫苗只被批准用于 2~49 岁人群，如果 48 小时内服用了抗病毒药物，或者过去 4 周内接种了其他任何一种疫苗也都不要接种，身体不舒服，特别是流鼻涕也不要接种。

处于上述这些情况者，或者等待，或者换灭活疫苗。

乙肝疫苗

如果对酵母菌严重过敏的话，就不能接种乙肝疫苗，因为乙肝疫苗是用酵母生产的。接种过一剂乙肝疫苗后发生严重过敏者也不要再接种了。

接种完乙肝疫苗，如果要献血的话，要等 28 天，否则会导致筛选时出现乙肝假阳性。

甲肝疫苗

甲肝疫苗含有明矾，部分甲肝疫苗含有 2- 苯氧基乙醇，对这两种东西严重过敏者就不要接种。接种甲肝疫苗出现严重过敏的人也不要再接种了。

甲肝疫苗是灭活疫苗，对孕妇及其胎儿的风险极低，但孕妇应该等生完后再接种，除非要去甲肝高发地区旅行。

百白破疫苗

除了严重过敏之外，如果接种该疫苗后孩子不停顿地哭闹 3 小时以上、接种后出现癫痫、接种后出现高热达 40.5℃，就不要再接种了。

B 型流感嗜血杆菌（Hib）疫苗

不足 6 周的婴儿不能接种。

麻腮风疫苗

这种疫苗因为自闭症的风波，其安全性被研究得很仔细。

对这种疫苗严重过敏，或者对类似的疫苗比如麻疹疫苗、风疹疫苗、麻腮疫苗、麻腮风和水痘疫苗有严重过敏者都不要接种。对新霉素严重过敏者不要接种。

生病的人要等病好后再接种。

孕妇不能接种，备孕者接种后过 4 周再怀孕。

HIV 感染 / 罹患 AIDS、服用类固醇等药物、罹患肿瘤、接受放疗和化疗、血小板低、近期输血、4 周内接种其他疫苗者都有可能影响接种。

麻腮风和水痘疫苗

对这种疫苗严重过敏，或者对类似的疫苗比如麻疹疫苗、风疹疫苗、麻腮疫苗、麻腮风疫苗有严重过敏者都不要接种。对新霉素严重过敏者不要接种，对明胶严重过敏者不要接种。

HIV 感染 / 罹患 AIDS、服用类固醇等药物、罹患肿瘤、接受放疗和化疗者不要接种。孕妇不能接种，备孕者接种后过 4 周再怀孕。

有癫痫或者癫痫家族史、有免疫系统疾病家族史、血小板低、近期输血者可能影响接种。

乙脑（日本脑炎）疫苗

对该疫苗严重过敏者和孕妇不能接种。

脊髓灰质炎疫苗

对该疫苗、新霉素、链霉素、多黏菌素 B 严重过敏者不要接种。

肺炎疫苗

PCV13

对 13 价肺炎疫苗、7 价肺炎疫苗、百白破疫苗严重过敏者不要接种。

正在生病者等恢复后再接种。

PPSV23

对该疫苗严重过敏者不要接种。

2 岁以下儿童不要接种 23 价肺炎疫苗。

没有症状表明该疫苗对孕妇和胎儿有害，但如果需要接种的话，尽可能在怀孕以前接种。

HPV 疫苗

卉妍康（Cervarix）

对任何一种 HPV 疫苗严重过敏者不要接种。

不建议孕妇接种，但接种后发现怀孕则没有必要终止怀孕。

加卫苗（Gardasil）

对任何一种 HPV 疫苗严重过敏者不要接种。

不建议孕妇接种，但接种后发现怀孕则没有必要终止怀孕。

流脑疫苗

四价 A、C、W、Y 亚型疫苗

对任何一种流脑疫苗严重过敏者不要接种。

孕妇可以接种,但推荐使用多糖型疫苗(MPSV-4),因为结合型疫苗(MCV4)使用时间还不够长,对孕妇和胎儿的安全性资料还不充分。

B 亚型疫苗

孕妇和哺乳期妇女不要接种。

水痘 / 带状疱疹疫苗

对该疫苗或者新霉素严重过敏者不要接种。

HIV 感染者 /AIDS 患者、患影响脊髓或者淋巴细胞的癌症患者、接受癌症治疗者、服用影响免疫功能药物者不要接种。

孕妇不要接种,备孕者接种后 4 周内不要怀孕。

轮状病毒疫苗

对该疫苗严重过敏者不要接种。

患有重度联合免疫缺损的儿童不要接种。

HIV 感染者 /AIDS 患者、接受癌症治疗患者、服用影响免疫功能药物者不要接种。

狂犬疫苗

对该疫苗严重过敏者不要接种。

HIV 感染者／AIDS 患者、接受癌症治疗患者、服用影响免疫功能药物者不要接种。

伤寒疫苗

灭活疫苗

对该疫苗严重过敏者和 2 岁以下儿童不要接种。

口服活疫苗

对该疫苗严重过敏者和 6 岁以下儿童不要接种。

HIV 感染者／AIDS 患者、癌症患者、接受癌症治疗者、服用影响免疫功能药物者不要接种。

接种前 3 天之内不能服用抗生素。

自 费 疫 苗

　　要不要接种疫苗？答案是毫无疑问的：要。疫苗是现代医学最伟大的成就之一，事关自己孩子和他人孩子的健康甚至生命，按时接种疫苗是育儿的头等大事之一。

　　但是，接种哪些疫苗则让很多家长犯愁。

　　国内疫苗接种分计划内疫苗和自费疫苗，自费疫苗还有不同的选择，有进口的和国产的，还有四联疫苗、五联疫苗，这些自费疫苗有的比较贵，到底需不需要接种？

　　计划内疫苗必须接种，下面说说自费疫苗，有不少人认为计划内疫苗要打但自费疫苗不用打，这种观点是不正确的。

流感疫苗

　　目前流感疫苗依旧需要年年接种，接种之后并不能保证 100% 的保护，有时候只能达到约 50% 的保护，这是因为对流感流行株及其变异要靠预测，而且流感病毒在传播过程中又很容易变异。将来有可能出现长效流感疫苗，但现在还得年年接种。

　　流感疫苗有明显的缺陷，为什么还要推荐接种？因为得了流感相当于得一场大病，尤其是幼儿、孕妇和老人以及慢性病患者。此外如果出现流感大流行的话，接种疫苗有可能会救命。

流感疫苗有进口的和国产的，在效果上区别不大。

有条件的都应该年年接种流感疫苗，一些特殊人群则更应该接种。高危人群首先是医护人员、照顾老人和幼儿者，因为病人、老人、幼儿是流感的高危人群，一旦患流感后出现严重并发症的可能性高，6 个月以下婴儿不能接种流感疫苗，医护人员、护理人员和接触老人与幼儿的人员接种了流感疫苗，等于为他们提供了间接的防护。

其次是孕妇，孕妇患流感后很危险，不仅危及孕妇本身，还危及肚子里的孩子。目前国内开始和国际同步，建议孕妇接种流感疫苗。

此外是 65 岁以上老人和 5 岁以下幼儿、慢性病患者包括哮喘、心脏病、糖尿病、肿瘤患者等，上述人群都应该接种流感疫苗。6 个月以下婴儿和对流感疫苗及其成分严重过敏者不能接种。

接种流感疫苗要尽早，争取在 9、10 月份接种。

肺炎疫苗

细菌性肺炎对于老人和孩子来说有可能很凶险，所以如果接种了肺炎疫苗，就可能减少罹患细菌性肺炎风险，而病毒性肺炎往往很温和，这样不仅减少了重病的风险，也少了很多抗生素滥用的机会。

肺炎球菌引起的肺炎一直是世界范围的主要健康问题之一，尤其影响发展中国家的老人和孩子，每年有 100 万老人和儿童死于细菌性肺炎，也就是说如果肺炎疫苗效果好而且广泛推广的话，每年能够挽救上百万生命。

肺炎球菌根据血清型进行分型，目前已经分离出 90 多型。对肺炎球菌的荚膜多糖抗原的抗体能够提供对该血清型的防护，因会导致严重肺炎的肺炎球菌血清型有好几型，所以肺炎疫苗必须能够提供对多种血清型的防护，这才有 7 价、13 价、23 价之说。

不管是流感疫苗，还是肺炎疫苗，都不能提供 100% 的保护。接种疫苗后不能掉以轻心，还是要多洗手少接触，尤其是老人和孩子。疫苗是现代科学的伟大成就，但不是万能的。

肺炎疫苗和下面会提到的五联疫苗、HPV 疫苗等都是联合疫苗，肺炎疫苗一方面要追求覆盖率，另一方面要追求免疫效果。就目前国产疫苗的效果与进口疫苗的效果还有一定差距。

关于肺炎疫苗，我在后面专辟一文进行详述。

轮状病毒疫苗

轮状病毒 A 型在世界各地都存在，所引起的腹泻每年导致将近 50 万 5 岁以下小儿死亡。中国每年轮状病毒感染的患儿约 1700 万，死亡近 4 万例。这种病毒对环境非常适应，在空气和物体上能存活数日，常用的能够杀死细菌和寄生虫的消毒方法对轮状病毒效果不大，因此通过讲究卫生方式并不能很好地预防轮状病毒感染。

轮状病毒主要通过粪口途径传播，也可能通过呼吸途径传播，小儿主要通过被病毒感染的物体表面和物件而感染，病人的粪便每克含有 10 万亿个病毒，只需要不到 100 个病毒就能形成感染。经过调查，中国很多儿童在 5 岁以前都得过轮状病毒引起的腹泻，其中 94% 发生在 2 岁以前。

轮状病毒引起的婴幼儿腹泻如此常见，注意个人及环境卫生无法有效地预防，唯一有效的办法就是接种疫苗，轮状病毒疫苗在 2 岁以前接种意义更大。

轮状病毒疫苗和前面讲的两种疫苗不一样，正规途径只有国产疫苗，没有进口疫苗。

联合疫苗

这类疫苗和前面讲的三种疫苗不同，可以称为半自费疫苗，因为它们包括的几种疫苗成分之中，大部分如果单独接种的话，是免费的。

联合疫苗的优点是可以减少接种次数。

总体来说，随着科学的发展，我们要接种的免疫成分会越来越多。只有当某种传染病通过全民接种疫苗而绝迹之后，这种免疫成分才不必继续接种，迄今为止退休的疫苗只有天花疫苗，麻疹疫苗本来可以退休，但由于反疫苗势力的影响而功亏一篑。即便消灭了麻疹，并不能减少疫苗接种次数，因为麻疹是联合疫苗的一个成分。

不仅疫苗种类越来越多，多数疫苗需要接种几次，以得到令人满意的免疫力，每种疫苗每一次单独接种对于卫生防疫系统和民众都是一个很大的负担，很难实现普遍接种，一种解决办法是每一次接种几种疫苗，这样可以减少接种次数，但是这种做法还有一个问题，合并之后每次就会打好几针，孩子哭闹严重是其次，从疫苗的生产、分发到接种，尤其是边远地区和贫困国家，都很难保证质量。疫苗接种是全球行动，必须减少疫苗的种类，这样便有了联合疫苗。计划免疫中的百白破和麻腮风疫苗就是三联疫苗，前者是百日咳、白喉、破伤风混合疫苗，后者是麻疹、腮腺炎、风疹混合疫苗。

在三联基础上还有四联和五联疫苗，中国市场上有百白破疫苗加上 B 型流感嗜血杆菌（Hib）疫苗，五联疫苗是在四联疫苗之上加入了脊髓灰质炎疫苗。这其中只有 Hib 疫苗属于自费疫苗。

四联和五联疫苗减少了接种次数，是很好的选择。

五联疫苗就属于自费疫苗，约需花费 3200 元。

除了在国内市场上出现的以百白破、Hib 疫苗为主的四联、五联疫苗外，国际上还有其他联合疫苗，日后也有可能进入中国。一是麻腮风疫苗加上水痘疫苗，接种麻腮风疫苗有 0.04% 的热性惊厥发生，加水痘疫苗后的四联疫苗的热性惊厥概率为 0.08%。二是百白破、小儿麻痹、乙肝五联疫苗。三是百白破、小儿麻痹四联疫苗。四是甲肝、乙肝二联疫苗。五是 Hib、乙肝二联疫苗。六是 Hib、脑膜炎疫苗。

前面讲过的四联、五联疫苗唯一的自费成分是 B 型流感嗜血杆菌疫苗，B 型流感嗜血杆菌会引起脑膜炎、骨和关节侵袭性疾病。因此有条件的家长应该给孩子接种。

水痘疫苗

水痘病毒的传染性极强，尽管大部分病例症状温和，但会有少数严重病例，引起肺炎、脑部炎症和瑞氏综合征等，因此也是有条件就接种。

水痘病毒又称水痘 - 带状疱疹病毒（varicella-zoster virus，VZV），在成人会导致带状疱疹。大约 30% 的成年人会出现带状疱疹，其中半数为 60 岁以上者。40 岁以上人群 VZV 感染率达到 99%。当免疫力下降后，VZV 会导致带状疱疹，症状是沿着一条神经线出现疱疹，非常疼。之所以老年人常见，就是因为他们的免疫力下降，病毒重新活跃的原因。目前一些发达国家采取 60 岁以上接种一剂带状疱疹病毒疫苗的措施，为老年人提供防护。新型带状疱疹病毒疫苗已经上市，效果大大好于老的带状疱疹病毒疫苗，在美国接种年龄提前到 50 岁，但要接种 2 剂。后文会详述本疫苗。

麻 疹 疫 苗

可怕的麻疹

麻疹是一种传染性极强的烈性传染病。在人类历史上，麻疹杀死的人数不亚于天花、鼠疫、结核等瘟疫，是一个被历史所忽视的烈性传染病。

在欧洲人征服美洲的过程中，大多数原住民死于传染病，在历史书籍中，天花承担了主要的责任，其实麻疹也起到很大的作用。1529 年，古巴原住民刚刚经过一场天花流行，便被一场麻疹流行杀死了 2/3 的人。两年后，麻疹杀死了洪都拉斯半数原住民，之后在墨西哥、中美和南美流行。麻疹和天花一道使得美洲原住民人数在 100 年内只剩下 1/10。

1855—2005 年的 150 年间，麻疹在全球杀死了 2 亿人。在疫苗出现之前，每年有七八百万名儿童死于麻疹。即便在疫苗普遍接种的今天，每年感染麻疹者超过 2000 万，主要分布在非洲和亚洲，死于麻疹者逾 10 万，而且主要是 5 岁以下儿童。

患麻疹后，绝大部分人会自愈，部分人会出现支气管炎和耳聋，出现脑炎的比例在三十万分之一到万分之一，通常是致死性的。

麻疹的症状

感染麻疹病毒后 10~14 天，会出现发热、干咳、流鼻涕、咽喉疼、结膜炎等症状，典型症状是口腔下臼齿对面内颊侧黏膜上出现中间青白色、背景为红色的细白斑点，即柯氏斑（图 17），皮肤会出现大的重叠的平坦斑点（图 18）。

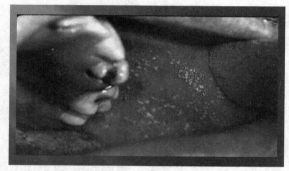

图 17　柯氏斑

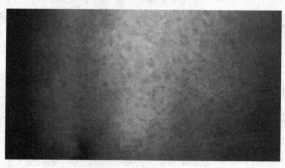

图 18　皮肤斑点

麻疹发病后，2~3 天出现发热、咳嗽、流鼻涕等呼吸道感染的常见症状，然后开始出疹。医生很容易通过柯氏斑做出诊断，并进行血液检查以确诊。

麻疹常见的并发症有呕吐、腹泻、眼睛感染、喉炎、支气管炎、中耳炎、热性惊厥、肺炎。

　　麻疹的一些症状是呼吸道感染的常见症状，但并不是说有这些症状就一定是麻疹，因为现在绝大多数人接种了麻疹疫苗。

　　如果没有接种过疫苗的话，暴露于麻疹后可以接种疫苗，这样即便发病的话症状也会较轻。孕妇和免疫功能低下者如果暴露于麻疹的话可以注射免疫球蛋白。

　　麻疹在治疗上并没有特效药物，对症治疗可以服用镇痛药，如果并发细菌感染的话服用抗生素，维生素 A 低下者可能症状较重，可以连续两天给予 20 万 U 维生素 A。此外患者要注意避光，并隔离以避免传染他人。

麻疹病毒的来源

　　麻疹病毒是麻疹的病原体，它是单股负链包膜 RNA 病毒（图 19），属于副黏病毒科麻疹病毒属。这种病毒只在人类中传播，没有动物宿主。

　　麻疹病毒和绝大多数人类致病微生物一样来自动物，基因测序表明麻疹病毒是 11 世纪至 12 世纪之间从野生的牛瘟病

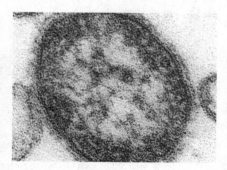

图 19　麻疹病毒

毒演变来的。人和牛接触的机会多，某个偶然的机会，牛瘟病毒发生变异，能够适应人体环境，于是就存活下来。

　　对于 11 世纪至 12 世纪起源说，目前还有争议，有人认为还要早，可能往前推几百年甚至更久。但不管多久，这种病毒在人群中一开始是不成气候的，到了人口密集之后才能够流行起来，其流行

需要 50 万的敏感人口。

麻疹病毒成为人类病毒后并不具备在动物中传播或繁殖的能力，因为只能在人类中生存、无法借助动物作为中间宿主和传播媒介，使得麻疹病毒具备了极强的传染性，如果没有接种过疫苗的话，和麻疹患者接触后，90% 的人会被感染。也正因为传染性强，使得其在部分患者身上引起的症状较为严重。虽然严重的病例和死亡率并不高，但在没有疫苗的年代几乎人人感染，使得每年死于麻疹的人数众多。加上新感染者主要是儿童，使得麻疹成为导致儿童死亡的主要传染病之一。

麻疹病毒在不断的变异之中，现在流行的病毒是 1908—1943 年之间变异出来的。麻疹病毒有 23 个亚型，但只有一个血清型，使得一种麻疹疫苗可以预防所有类型的麻疹病毒，但这一点现在被质疑，具体后面详述。

质疑者出现

2011 年，德国人斯蒂芬·兰卡在自己的网站上悬赏 10 万欧元给证明麻疹是麻疹病毒引起的人。

这人是不是脑子有问题呀？

兰卡是一位反疫苗运动的人士，而且有生物学学位，他从否认艾滋病病毒的存在开始，进而否认所有病毒的存在，认为人类从来就没有分离出任何病毒，麻疹是心身疾病。

德国医生戴维·巴登决定给他点颜色瞧瞧，收集了海量的证据，证明麻疹病毒就是麻疹的病因。兰卡当然不会认输，不接受这些证据。巴登将他告上法庭，这桩官司引起广泛关注。2015 年，德国拉文斯堡法庭判定：兰卡输了。这个判决让国际主流科学界为之振奋。

麻疹病毒只能在人群内流行，是这种病毒最大的弱点。用疫苗消灭了天花后，WHO 雄心勃勃，认为用同样的办法能够消灭麻疹。麻疹疫苗大规模接种的效果良好，美国于 2000 年消灭麻疹，美洲于 2016 年消灭麻疹。

但是，现今全球消灭麻疹行动功亏一篑，麻疹卷土重来，罪魁祸首是反疫苗运动。

麻疹疫苗的出现

针对麻疹没有有效的治疗方法，但有非常有效的预防手段，就是接种麻疹疫苗。

麻疹疫苗于 1962 年问世，到 2000 年，全球一岁以内婴儿麻疹疫苗接种的覆盖率达到 73%，到 2015 年，全球覆盖率达到 85%。在麻疹疫苗没有大规模普及的 1980 年，麻疹的年死亡人数为 260 万人，到 2000 年下降到 651 600 人，到 2015 年进一步降低到 134 200 人。在 2000 年到 2015 年之间，通过麻疹疫苗接种，将麻疹死亡率降低 79%，挽救了 2030 万人的生命，使得麻疹疫苗成为公共卫生的最佳典范之一，也是我们所目睹的现代医学的伟大成就。

WHO 的目标是 2020 年全球消灭麻疹。

但这个目标看来难以实现。

WHO 2015 年的三大目标是疫苗覆盖率达到 90%、将麻疹死亡率降低到百万分之五、以 2000 年估计值为基数将麻疹死亡率降低 90%。这三大目标全部落空。

于是我们也目睹了科学的一次巨大挫折。

这一次科学与反科学的较量，我们很多人没有置身事外，网络上一次又一次关于强化免疫的争论，在证据、逻辑与诡变的冲突的背后，是科学信仰、职业道德、良知的底线与膨胀的私欲的碰撞。

那些青葱岁月

当年为了让我们专心学习，院里将研究生班的基础课安排在昌平，于是在乘班车的时候有幸听了很多医学界的轶事。有好几次老师们聊到中国科学工作者的永恒的话题：诺贝尔奖。被提到的有已经成为传奇人物的汤飞凡前辈，有当时刚刚去世不久的黄家驷前辈，还有当年依然健在的黄祯祥先生。先生是当年全所上下对泰斗级人物的尊称，当时所里被称为先生的只有两位院士，黄祯祥先生和朱既明先生。黄先生已经患白血病，但很有信心地用自己的免疫疗法治疗。

黄先生之所以被提到，是因为他在 1943 年发表的那篇《西方马脑炎病毒在组织培养上滴定和中和作用的进一步研究》，在中国科学人眼中是病毒体外培养的首创人，1954 年恩德斯、罗宾斯和韦勒以"发现脊髓灰质炎病毒在各种组织培养中的生长能力"的研究获得诺贝尔生理学或医学奖，也被中国科学人认为是在黄先生的研究基础上成功的，进而感慨如果黄先生不是在 1943 年抗日烽火中回国报效，诺贝尔奖就会有黄先生一份。

我们还是从我的青葱岁月转到病毒学研究的青葱岁月吧。

20 世纪上半叶，现代病毒学终于成型了，在病毒分离、疫苗研制和病毒体外培养等几个方面不断取得成功，包括黄祯祥先生在内的病毒学先驱们的心血，到 20 世纪中叶终于集大成了。

这位集大成的人物是被称为"现代疫苗之父"的波士顿儿童医院传染病研究中心主任约翰·恩德斯（John Enders）。

节俭的富二代

1949 年，恩德斯和托马斯·韦勒 (Thomas Weller)、佛雷德里克·罗宾斯 (Frederick Robbins) 在体外成功培养脊髓灰质炎病毒，实现了人类病毒的体外培养。1952 年乔纳斯·索尔克用恩德斯团队的技术研制成功脊髓灰质炎疫苗，1954 年该疫苗临床试验成功，索尔克成为美国英雄。

恩德斯、韦勒和罗宾斯获得 1954 年的诺贝尔生理学或医学奖。

恩德斯是科学界少有的君子和真正的科学家，他从来没有为自己的发现申请专利，从来不在乎和竞争对手分享自己的研究成果。在研究中非常节俭，试验团队自己清洗实验器皿，每年将没有用完的研究经费退还给美国国立卫生研究院。他每天都关心手下研究人员的研究进展，和他们讨论研究。

这样一位淡泊名利又勤俭到家的大科学家其实是一名富二代，他父亲是一家银行的高层官员，给他留下 1900 万美元的遗产。"一战"期间他进入耶鲁大学学习，没多久便辍学参加空军，战后重返耶鲁大学，获得学位后去做房地产。做了一段时间后觉得没意思，又去哈佛大学学习，打算当一名英文教师，学了 4 年后又觉得没意思，受到老师和同学的影响，对生物学感兴趣，成为一名细菌学和免疫学研究生，1930 年获得博士学位时他已经 33 岁了。

之后，恩德斯在哈佛大学待了 16 年，边教书边研究，1946 年受邀组建波士顿儿童医院传染病研究中心，在这里成名。

就在索尔克大红大紫之际，恩德斯的注意力已经转到麻疹上，他交给托马斯·皮布尔斯（Thomas Peebles）一个任务，去正在流行麻疹的菲尔学校，看看能不能分离到麻疹病毒。

不再分享

皮布尔斯和恩德斯的生活轨迹颇有交集。他 1942 年毕业于哈佛大学，专业是法语，毕业后即从军，成为海军航空兵。退伍后申请哈佛医学院被拒，因为在大学选生物学得了 D。他只好去波士顿大学学了一年医学预科，才被哈佛医学院录取。他还得先去南卡罗来纳州教了一年小学，并在洗衣店打工，以弥补靠军人权力法案支付的医学院学费的不足。

医学院毕业后，皮布尔斯去麻省总医院实习，成为儿科住院总医师，同时在恩德斯手下谋得一个位置。

菲尔学校是一所寄宿学校，皮布尔斯到了那里，采集的第一个样品是一位叫戴维·埃德蒙斯顿（David Edmonston）的 11 岁男孩的血样。

就在这个时候，在科研上一向很洒脱的恩德斯改主意了。在之前的脊髓灰质炎疫苗的研究中，他做出成果了就没有进一步跟进，结果成就了索尔克。1955 年，索尔克的脊髓灰质炎疫苗获准上市后仅一个月，部分批次被野生脊髓灰质炎毒株污染了，导致 260 位儿童患脊髓灰质炎。这次事故的责任方是生产厂家卡特药厂，但恩德斯认为是索尔克的灭活步骤有问题，因此决定全程跟进麻疹疫苗的研发过程，不和别人分享了。

数年始成

由于麻疹病毒只感染人，恩德斯团队先要建立人细胞培养系统，他们从马路对面的产科医院找来丢弃的胎盘，建立了培养胎盘细胞的办法。

当时为了治疗感染和出生缺陷，医生会切除病人的一个肾，这个肾是完全健康的，恩德斯让皮布尔斯到医院把这些切除的肾脏拿回来，用肾细胞去培养病毒。皮布尔斯将肾细胞处理后，加入埃德蒙斯顿的血液，成功地培养出麻疹病毒。这个毒株就用采样者的名字命名，叫埃德蒙斯顿株。

用戴维·埃德蒙斯顿的血样做疫苗株，不是因为他是第一个被采样的，而是因为只有他的样品分离病毒成功了。

根据黄热病疫苗的经验，恩德斯认为可以用动物细胞将麻疹病毒减毒，以制备出疫苗，于是团队就向这个方向努力。经过三年的努力，埃德蒙斯顿株减毒成功，办法是在人肾细胞传24代，然后在人羊水细胞中传28代，再在受精鸡胚中传6代，最后在鸡胚细胞中传13代。这个减毒株在猴子身上可以刺激出很强的抗体，但不会导致发热、病毒血症和出疹。

接下来是人体试验了，他们延续了疫苗学家的一个伟大的传统，先在自己身上做实验，获得很好的结果。这才拿到一家残障儿童学校，因为这里经常流行麻疹，死亡率很高。接种后有些孩子出现发热和出疹，但症状很轻微。等下一次麻疹流行时，所有接种疫苗的孩子都具备了免疫力。

经过扩大规模的临床试验，1963年，麻疹疫苗上市，到20世纪60年代末期，美国的年麻疹病例下降了3个数量级，从每年数百万例下降到每年几千例。

和安全事故频出的脊髓灰质炎疫苗相比，麻疹疫苗虽然是活病毒疫苗，但安全记录极佳，因此公众的接受度极高，在学校硬性规定接种也没有遇到太大阻力，因为麻疹的危险是显而易见的，家长们很难用安全性作为借口。

无情的父亲

就在麻疹疫苗成功上市的 1963 年，3 月 23 日凌晨 1 点，5 岁的杰瑞尔·林恩·希勒曼因为喉咙很不舒服而醒来，来到父亲的卧室，把父亲叫醒，因为 4 个月前，她的母亲因为乳腺癌去世了。

父亲醒来后，检查了一下女儿的脸颊，告诉女儿，这是腮腺炎，然后起床，敲开保姆的门，告诉她，自己要出去一会儿。随后回到自己的卧室后，父亲抱起女儿，把她放回她自己的床上，告诉女儿，自己一个小时后回来。

等他从外面回来后，女儿已经睡着了，他轻轻地把女儿唤醒，用一根棉签在女儿的喉咙里取样，放到一个塑料管中，安慰了女儿几句后，便又驾车离去。

这位很无情的父亲是默沙东公司病毒和细胞生物学研究部门的主管莫里斯·希勒曼，他用女儿的样品研制成功腮腺炎疫苗。当年年底，希勒曼再婚，有了小女儿克莉丝汀，她于 1966 年成为第一批腮腺炎疫苗的实验者。1967 年腮腺炎疫苗研制成功。

牺牲了女儿生病时的父爱，换来全美每年上百万儿童不会像杰瑞尔那样半夜因为喉咙痛而惊醒。

在研制腮腺炎疫苗的同时，希勒曼也在改进恩德斯的麻疹疫苗。

希勒曼作为一名专门从事疫苗研发的人，他认为恩德斯的疫苗的安全性还不够，因为半数接种者出现了发热和出疹，甚至惊厥，这是麻疹病毒带来的，因为麻疹疫苗是活疫苗。

希勒曼的解决办法是加入伽马球蛋白，使得出疹率从 50% 下降到 1%，发热率从 85% 下降到 5%，后来又通过在鸡胚中传到 40 代而不再用伽马球蛋白，1968 年这种改进的麻疹疫苗上市，一直沿用至今。

希勒曼还不满足，他将麻疹、腮腺炎、风疹这3种疫苗合在一起，研制成功麻腮风（MMR）三联疫苗，于1971年上市。MMR疫苗减少了疫苗接种次数，为疫苗研发和接种开创了一片新天地。

联合疫苗的思路在很大程度上解决了需要接种的疫苗越来越多的问题，大大降低了疫苗接种的成本，尤其适用于发展中国家。

世事难料，20余年后，正是因为MMR疫苗，一场反疫苗运动凭空而起。

毁于蚁穴

1981年，美国弗吉尼亚州的一位高中科学老师的儿子到了应该接种麻疹疫苗的时候，但是他的妻子是疫苗的坚决反对者，两个人为此发生了争论，但由于事先商定，儿子的事主要由母亲决定，这个孩子没有接种疫苗。

这位父亲对此很失望，因为制作麻疹疫苗的毒株是从他身上分离出来的，并且以他的名字命名为埃德蒙斯顿株。

得益于美国麻疹疫苗的高接种率，戴维·埃德蒙斯顿的儿子没有患过麻疹，但在人群中有不少这样的未接种者，成为麻疹流行的隐患。

1988年MMR疫苗在英国上市，10年之后，1998年2月，《柳叶刀》杂志发表了皇家自由医院医生安德鲁·威克菲尔德的一篇文章，认为MMR疫苗有可能会导致自闭症，在此之前，英国刚刚发生疯牛病风波，经过媒体轮番报道，很多还没有接种MMR疫苗的儿童的家长拒绝接种这种疫苗，在新闻发布会后的几个月内，10

万名家长选择不给自己的孩子接种，结果导致英国和爱尔兰的麻疹大爆发。

美国、英国、丹麦、芬兰和其他国家的科学家、流行病学家以及卫生部门研究人员在其后的几年中进行了大规模的疫苗与自闭症相关性的研究，一共有 14 组科学家调查了 60 万名儿童，他们的结果是相互一致的：接种 MMR 疫苗与否和自闭症的发病率没有关系，不接种 MMR 疫苗并不能降低得自闭症的可能性，反而增加了罹患麻疹、腮腺炎和风疹的危险性，甚至是致命的危险。

后来发现，安德鲁·威克菲尔德那项研究最大的资助者是一名律师，参加研究的 8 名自闭症儿童中的 5 名是他的顾客，他正在为这 5 名儿童的父母打官司，希望能从药厂拿到赔偿，如果能证明 MMR 疫苗和自闭症有关系的话，这些父母就能起诉药厂。这项研究本身漏洞百出，根本站不住脚。

2004 年 9 月，13 名合作者中的 10 名联名在《柳叶刀》上声明撤销对主要作者安德鲁·威克菲尔德的支持，表示 MMR 疫苗和自闭症没有关系。皇家自由医院开除了威克菲尔德。英国医学总会对他提出控告，最后吊销了他的行医执照。

但是，千里之堤，溃于蚁穴，反疫苗运动此时逐渐已经形成气候。

卷土重来

由于反疫苗运动的影响，在欧美有不少人利用各种借口不给孩子接种疫苗，经过十数年，社会上积累了一定比例的未接种疫苗人群，使得一些本来已经被控制甚至局部消灭的传染病死灰复燃，特别是传染性极强的麻疹。

近年来，美国发生多起麻疹流行，源头是来自国外的移民和旅游者，流行的原因是因为本土存在着不少未接种麻疹疫苗的易感人群。

麻疹在发达国家卷土重来，在第三世界国家则根本没有得到控制，包括中国在内的麻疹流行情况仍然很严峻，两方面加起来，使得全球消灭麻疹的目标变得有些遥遥无期。

更为严重的是，由于受反疫苗运动的影响，民众对于疫苗的态度和几十年前已经不一样了。以前民众对疫苗的态度是很积极的，使得疫苗在推广上阻力不大。现在由于烈性传染病的发病率不断降低，人们考虑得更多的是疫苗的安全性，一旦受到别有用心的人蛊惑，就会产生抵触情绪，疫苗接种的阻力很大。

无论如何，控制麻疹，还得靠疫苗。

未来只有疫苗

对付麻疹这种烈性传染病，只有靠疫苗接种。如果考虑到疫苗的安全性，想不接种，唯有彻底消灭麻疹，像天花那样，再也不用接种疫苗。在麻疹病毒被消灭之前，疫苗接种不能停，流行区有可能要反复接种。

MMR 疫苗因为是减毒活疫苗，接种后一个月才能怀孕。这种疫苗接种后会有将近 10% 的接种者发热、3% 的接种者关节疼，还有万分之几的接种者出现热性惊厥，但总体来说不良反应轻微，与患麻疹的后果相比更是不值得有所顾虑。

目前 MMR 疫苗是接种两剂，但美国的流行病学研究发现完成两剂接种的人仍然有可能患麻疹，一种可能是麻疹病毒发生了现有疫苗所无法覆盖的变异，另外一种可能是两剂所刺激出的对麻疹的免疫力是不够的，一些专家建议增加一剂。

疫苗接种，其不良反应基本上发生在第一剂，之后的剂次通常很安全，额外剂次也是安全的。80%~90% 的接种者接种一剂后即能产生免疫力，之后的剂次起的是扩大覆盖面和加强免疫的效果，这是免疫接种的常识，但是网络上一些人强烈反对强化免疫，影响了部分不明真相的家长和医学工作者，这种行为会对在中国控制和消灭麻疹造成不利的影响。

我们必须像当年消灭天花一样，团结起来靠疫苗接种消灭麻疹，任何阻挠这个事业的人都将是千古罪人。

流脑疫苗

流脑是流行性脑脊髓膜炎的简称。这是一种细菌引起的传染性疾病，这种病会造成严重的后果，如果不治疗的话，病死率会高达50%。引起流脑的细菌有好几种，脑膜炎奈瑟菌（又称脑膜炎双球菌）是其中能够引起流行的一种。脑膜炎奈瑟菌有 12 种亚型，A、B、C、W、X、Y 亚型会导致流行。

脑膜炎奈瑟菌通过唾液或者飞沫传播，少数情况可经密切接触传播。这种细菌只在人类身上生存，没有动物宿主。在正常人身上有很多脑膜炎奈瑟菌，携带者的比例为 10%~20%。这种细菌为什么会冲破人体的防御功能，进入血液，最后侵犯脑部，现在还不清楚。

流脑在撒哈拉以南非洲地区高发，在非洲和亚洲主要是 A 亚型，但是在北美则很罕见，导致北美流脑死亡的亚型主要是 B 型，其次是 C 型。

流脑主要发生在婴儿、青少年和年轻人身上，疫苗是对付流脑最有效的方法，自从流脑疫苗推广后，非洲和其他地区的流脑发病率大幅下降。至今没有发现接种流脑疫苗者患流脑的例子，疫苗非常有效地阻止了流脑的传播。

因为脑膜炎奈瑟菌的几个亚型都能够致病，而现有的技术无法同时预防这几种亚型的感染，所以流脑疫苗有好几种。

四价 A、C、W、Y 亚型疫苗

最早的流脑疫苗是同时预防脑膜炎奈瑟菌 A、C、W-135、Y 四个亚型的多糖型疫苗，于 20 世纪 70 年代就出现了，称为 MPSV-4，为巴斯德生产的 Menomune，目前还在使用，是批准 55 岁以上人群使用的唯一流脑疫苗，建议 55 岁以上人群接种。到流脑流行区旅行的人也应该接种。

巴斯德后来研制出结合型疫苗（MCV-4）Menactra，2005 年在美国上市。2010 年诺华的结合疫苗 Menveo 也在美国上市，这两种疫苗用于 2~55 岁人群。后来 FDA 批准 Menactra 用于 9 月龄以上儿童，Menveo 用于 2 月龄以上儿童，但美国疾病预防控制中心还没有关于 2 岁以下儿童接种四价流脑疫苗的建议，而是建议在 11~12 岁时接种一剂 MCV-4，16 岁加强一剂。

和多糖型疫苗相比，结合型疫苗可以刺激出更强的免疫力、减少咽喉处细菌的流动、刺激出幼儿的免疫力，而且它还便宜。

多糖型疫苗的效力只有 3 年，而且加强免疫的效果不好，结合型疫苗的免疫力持续时间就长多了，目前还在确定究竟有多长。

两价 C、Y 亚型疫苗

这是葛兰素生产的 Menhibrix，除了脑膜炎奈瑟菌 C 和 Y 亚型之外，还包括了 B 型流感嗜血杆菌（Hib）疫苗，所以实际上是三价疫苗，2014 年在美国上市，可以给 6 周到 18 月龄以上婴儿接种。

A 亚型疫苗

这是盖茨基金会的项目，专门为撒哈拉南部非洲 A 亚型流脑流行准备的，商品名叫 MenAfriVac。在撒哈拉南部非洲大规模接种的效果非常好。

B 亚型疫苗

这是已经被批准进入中国的，B 亚型疫苗在技术上难度很大。2013 年初，诺华的 Bexsero 在欧洲上市，当年底美国普林斯顿大学爆发 B 亚型流脑，美国疾病预防控制中心紧急批准 Bexsero 进口，2015 年初 FDA 批准了 Bexsero。

2014 年 FDA 批准了辉瑞的 Trumenba。

这两种疫苗都是重组型疫苗，建议 16~23 岁接种，最好 16~18 岁之间，根据品牌接种 2 剂或者 3 剂。

目前还没有能够预防 X 亚型流脑的疫苗。

流脑疫苗很安全，如果对流脑疫苗严重过敏者就不要接种了，患中度到重度疾病者等恢复后再接种，除非有确切的需要，孕妇不要接种。B 型流脑疫苗因为比较新，安全性资料还不够，哺乳期女性不要接种。

水痘疫苗和带状疱疹疫苗

在脸书（Facebook）上常见到有人在召集"痘趴"，有小孩得了麻疹、水痘、流感，家长们带孩子聚在一起，让正常的孩子"自然"地感染，用这种没病找病的方式使得孩子具备对这几种疾病的免疫力。他们这样做，是因为受到反疫苗运动的忽悠，或者相信自然的就是好的。

对于这种派对，官方各级机关坚决反对甚至予以打击，特别是对邮寄水痘患儿含过的棒棒糖等行为，因为水痘病毒的感染性极强，不仅危及儿童，而且危及成人。反疫苗运动与崇尚自然到了某种程度便是危害公众健康。

虽然感染水痘远较其他一些病毒症状轻，但并非绝对安全。在疫苗问世之前，美国每年有 400 万人感染，上万人因此住院，100~150 人死亡。水痘疫苗接种 10 年后，感染率降低 90%，因水痘住院率降低 71%，20 岁以下水痘病死率降低 97%。

水痘病毒的生存方式是高传低毒，水痘病毒的传染性极强，在没有疫苗的情况下，超过 90% 的儿童都会被传染上，其中绝大多数症状很轻，按美国的统计数字，病死率不到万分之一。这就是为什么只有美国等极少数国家将水痘疫苗作为计划内疫苗，大多数国家都凭自愿，英国是给医护人员接种，在中国属于自费疫苗，因此常有家长问：是否需要接种水痘疫苗？

水痘疫苗是减毒活疫苗，是由日本人高桥理明于 1974 年研制出来的，日本便成为最早接种水痘疫苗的国家。美国于 1995 年批准上市。

水痘疫苗究竟能够提供多久的免疫力，目前属于未知。有些 20 年前接种疫苗的，到现在还有免疫力，也有 6 年前接种疫苗的，免疫力已经消失了。水痘疫苗的效果有很大的被高估的因素，因为在大多数国家，该疫苗并不是强制或者推荐接种，存在着自然加强免疫。

目前有两项长期跟踪调查，一项是日本的 20 年追踪，一项是美国的 10 年追踪，都保持着 90% 的有效率。美国的结果比较可信，因为绝大部分儿童都接种了水痘疫苗。日本则只有五分之一的儿童接种了，自然感染的儿童会对接种疫苗的儿童进行自然的加强免疫，并非疫苗本身的效果。

因为是活疫苗，水痘疫苗对免疫低下人群效果不好，甚至更危险。研究发现免疫低下的儿童有 30% 在接种 5 年后抗体丢失，8% 在 5 年内被野生的水痘病毒感染。

总的来说，水痘疫苗值得接种，而"痘趴"是有一定危险的，千万不要参加。

不是所有人都可以接种水痘疫苗的，如果现在生病了而且病得较严重，要等病好了再接种。如果对水痘疫苗有过敏反应，也不要接种。孕妇不要接种，因为该疫苗对胎儿的影响还不清楚。对明胶过敏者要接种无明胶的；对新霉素过敏的人不要接种，正在接受高剂量糖皮质激素治疗者、正在接受肿瘤治疗者、过去 5 个月输了血的人也不要接种。

人胚细胞与疫苗研制

制作水痘疫苗的病毒株是用 WI-38 和 MRC-5 细胞株培养出来的，这是两株人胚胎肺细胞株，来自 30 多年前的一个死胎。

人胚胎细胞用于医学研究由来已久，用在疫苗研究和生产上则是从水痘病毒开始的。

1948 年，波士顿儿童医院的约翰·恩德斯团队成功地在细胞中培养成功流行性腮腺炎病毒，准备把这个技术用在培养水痘病毒上。

3 月 30 日早上 8 点 30 分，恩德斯团队的托马斯·韦勒来到妇产科，那里刚刚有一位怀孕 12 周的孕妇因为感染风疹病毒担心胎儿有先天畸形而进行了流产手术，韦勒从妇科医生邓肯·瑞德的办公室里拿到胚胎，回到实验室制备出肺胚细胞，在试管中接种完水痘病毒后，韦勒发现还剩下几管细胞，他就把感染了脊髓灰质炎病毒的鼠脑样品放了一些进去，结果水痘病毒培养没有成功，脊髓灰质炎病毒培养反而成功了。

在此之前，脊髓灰质炎病毒只能在脑细胞和脊髓细胞中培养，用这种办法培养出来的疫苗会有严重的自身免疫副作用。用其他细胞体外培养脊髓灰质炎病毒的成功，为脊髓灰质炎疫苗的研究和其他疫苗的研究奠定了基础。恩德斯、韦勒和费雷德里克·罗宾斯因此获得 1954 年诺贝尔生理学或医学奖。

这项成功加上脊髓灰质炎的血清学亚型的确定等进展，加快了脊髓灰质炎疫苗研制的步骤。疫苗开始在全美接种后，美国脊髓灰质炎病例从 1953 年的 35 000 例下降到 1957 年的 5600 例，到 1961 年全美只出现 161 例脊髓灰质炎病例，成为美国历史上最有成效的病毒免疫项目，成功地控制了脊髓灰质炎的流行。

　　1964 年，一位怀孕 8 周的 24 岁的费城孕妇发现自己脸上出疹，生怕是风疹，她来见斯坦利·普洛特金医生。普洛特金证实这是风疹，告诉她有可能的后果，这位孕妇决定做人工流产，流产的胎儿被送到普洛特金的实验室，这是他收到的第 27 个流产胎儿。他从胎儿的肾中分离出风疹病毒，因为肾是他检测的第三个器官，这株病毒被命名为风疹流产胎 27/3。

　　和普洛特金分享实验室的雷纳德·海弗利克正在进行人胚细胞的研究，借以研究衰老的秘密。海弗利克从另外一位病毒学家那里得到一个 3 个月大的胚胎，来自一位海军陆战队员的妻子，因为丈夫酗酒，妻子不想再多要孩子了。将胎儿细胞放到培养皿中，海弗利克发现这些细胞能够传代，但并不能无限传代，传到 50 代左右就死亡了，这就是人衰老和死亡的秘密，被称为海弗利克极限。

　　普洛特金从海弗利克那里拿来胚胎细胞，加入风疹病毒，他没有按常规细胞培养那样在 37℃ 下进行培养，而是按子宫的温度培养，细胞传代 25 代后，病毒在 30℃ 的条件下生长良好。

　　普洛特金的疫苗虽然很好，但由于是用人胚细胞制备的，招来很强烈的反对意见，带头的是刚刚成功研制出口服脊髓灰质炎疫苗的阿尔伯特·沙宾。沙宾和同时研制出另一种脊髓灰质炎病毒的、普洛特金的老板柯普洛夫斯基是对手，自然要对普洛特金的疫苗横挑鼻子竖挑眼。

　　1969 年 2 月，在美国国立卫生研究院召开了为期 3 天的会议，到会的都是风疹疫苗方面的专家，名望如日中天的沙宾作为疫苗研究的权威也应邀到会。会议的最后一天，沙宾发难，认为普洛特金的疫苗是从人胚胎细胞生产出来，里面有未知成分是非常有害的。

　　沙宾发难后，普洛特金拿过麦克风，逐句反驳沙宾的责难，指出沙宾所说全是理论上的假设，没有一条事实证据作为基础。出乎他的意料，他讲完后全场鼓掌。

2005 年 3 月 21 日，风疹在美国绝迹。

因为使用人胚细胞而反水痘疫苗的属于科学上的不智行为，没有人胚细胞，许多科研成就，包括上述的几种疫苗都不能成功。即便是从反堕胎的角度，理由也不成立，因为 WI-38 和 MRC-5 细胞株来自一个死胎。

水痘疫苗的接种对象是所有 13 岁以下人群，13 岁以上人群如果没有患过水痘的也应该接种。水痘疫苗要接种两针，13 岁以下人群 12~15 月龄接种第一针，4~6 岁时接种第二针。13 岁以上人群第一针和第二针间隔 4~8 周。

水痘疫苗非常安全，从 1998 年到 2013 年只有一例死亡，接种者是一个英国的患白血病的儿童。一些罕见的严重并发症包括脑膜炎、肺炎和过敏性休克，是因为给免疫缺陷儿童接种所导致的。大约 5% 的儿童接种后出现发热或者出疹，5000 多万例接种统计，没有因此而死亡，因此而患水痘则是因为接种者免疫功能低下。

带状疱疹疫苗

接种水痘疫苗后短期内增加患带状疱疹的风险，但这种风险远低于不接种疫苗而患水痘的风险，而且患带状疱疹的病例症状很轻。

患水痘后，免疫系统并不能完全清除病毒。水痘病毒会潜伏在背根神经节或三叉神经节，对于水痘病毒的潜伏状态还不清楚，一直没有从神经细胞中分离出病毒，但被感染细胞则一直复制病毒蛋白，因为不能肯定是真正的潜伏还是慢性、低水平感染。不管怎么说，免疫系统将之抑制住了，具体的抑制机制暂不清楚。

如果免疫功能低下，比如年龄增长造成的、接受免疫抑制剂治疗或者有心理压力等因素，病毒会被激活，出现神经炎症状，会很疼。2005 年 FDA 批准带状疱疹疫苗上市，这其实是大剂量的水痘疫苗，目前的建议是 60 岁以上人群接种，50~59 岁人群可以接种。新一代带状疱疹疫苗上市后，建议 50 岁以上人群接种。

带状疱疹疫苗可以将带状疱疹的发病率降低 51.3%，将带状疱疹神经痛的病例数减少 66.5%，而且将带状疱疹症状的严重性降低 61.1%。根据现有资料，接种后即便不能完全预防带状疱疹，也有可能大大地减轻罹患后的症状。已经患过带状疱疹者，更应该接种这种疫苗。新型带状疱疹疫苗的效率应该提高了，但目前还有待大规模接种后的结果。

带状疱疹疫苗的有效期还不清楚，是否需要定期补种还没有相关建议。

和水痘疫苗一样，带状疱疹病毒是很安全的。这是应该给老人们接种的疫苗之一，因为人一生中患带状疱疹的可能性为 30%，85 岁以上人群则高达 50%。

因为带状疱疹是水痘病毒激活所致，而且血清学检测发现基本上每个人都已经感染过水痘病毒，因此接种带状疱疹疫苗之前没有必要询问是否患过水痘，更没有必要检查水痘病毒抗体。如果真的有老人从来没有得过水痘，也没有发现抗体，则应该接种两剂水痘疫苗。

同时接种多种疫苗，美国官方是这样规定的：第一，美国常规免疫的所有疫苗都可以在同一天内接种。第二，灭活疫苗可以和任何一种灭活疫苗或活疫苗在同一天接种，也可以或早或晚。第三，两种活疫苗不能在同一天接种，要间隔 4 周。

老年人需要接种的疫苗主要有 3 种，流感疫苗、肺炎疫苗、带状疱疹疫苗，前两种是灭活疫苗，后一种是活疫苗，但新型带状疱疹疫苗是灭活疫苗，因此这三种疫苗是可以同时接种的，也就是说流感疫苗和肺炎疫苗是可以同时接种的，唯一要注意的是要换注射器和针头。

13 价肺炎球菌多糖结合疫苗

2016 年 11 月 2 日，辉瑞公司宣布，中国国家食品药品监督管理总局已正式批准该公司的 13 价肺炎球菌多糖结合疫苗——沛儿 13® 疫苗的进口药品注册证，该疫苗在中国被批准用于 6 周龄至 15 月龄婴幼儿预防接种，这是很多家长期待已久的一件大事。

理论上说肺炎球菌疫苗对于国人来说不是一个新的东西，沛儿 7 价疫苗于 2008 年正式在中国上市，目前我国市场上的肺炎球菌疫苗既有国产也有进口。然而经过 8 年的使用，相比肝炎疫苗或是流感疫苗，人们对肺炎球菌疫苗的了解程度则远不及前两者。

那么究竟什么是肺炎球菌疫苗，新上市的沛儿 13® 疫苗又有什么独特之处？为什么很多家长对它翘首以盼？在了解这些问题之前，我们先来了解什么是肺炎球菌。

肺炎球菌

肺炎球菌（图 20）广泛分布于自然界，在人的鼻咽、咽喉和口腔均可正常存在。婴幼儿被认为是该菌的主要储存宿主。肺炎球菌可以通过咳嗽或者打喷嚏进行传播并潜伏在人体内，在人体免疫力降低的情况下发病。

通常，肺炎球菌由鼻咽部播散到鼻窦或中耳引起感染，吸入

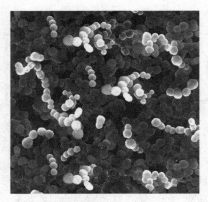

图 20　肺炎球菌

下呼吸道导致肺炎；还有一种严重的情况，当细菌侵入血液循环，这被称作侵袭性感染，可以导致脑膜炎、菌血症等严重的侵袭性肺炎球菌疾病。

在全球范围内，肺炎球菌引起的肺炎一直是备受各国关注的主要健康问题之一，尤其影响发展中国家的老人和孩子。据统计，每年约有 100 万老人和儿童死于细菌性肺炎。在中国，每年约有 174 万 5 岁以下儿童患严重的肺炎球菌疾病，其中，约 3 万名中国儿童因此夭折。此外严重的疾病后遗症如耳聋、瘫痪、智力低下等也严重危害儿童健康。由于肺炎疾病的严重性和致命性，世界卫生组织将每年 11 月 12 日定为世界肺炎日，倡导大家关注肺炎球菌引发的肺炎，积极预防肺炎球菌肺炎。

在中国，孩子一旦出现发热、咳嗽或肺炎迹象时，医生和家长为了谨慎起见通常都选择尽快使用抗生素治疗，防止病情恶化。殊不知，细菌性肺炎的发病率只占肺炎总发病率的 25%~30%，除了细菌之外，病毒、真菌等也可引发肺炎，其中病毒性肺炎占大多数，其症状相对温和，通常注意卧床休息，保持空气流通，注意隔离消毒等便可自愈。然而，不加区别地使用抗生素却使得肺炎球菌多重耐药问题日益严重，临床治疗也愈发困难。

在这种情况下，使用肺炎球菌疫苗预防疾病就显得尤为重要。世界卫生组织已将肺炎球菌相关疾病列为需极高度使用疫苗预防的疾病。接种了有效的肺炎球菌疫苗后，一方面可以防止细菌性肺炎引发的严重并发症，另一方面可以降低抗生素滥用的机会和药物不良反应的风险，防止因抗生素滥用引发的"超级细菌"，从而挽救更多儿童和老人的生命。

肺炎球菌疫苗的种类

荚膜多糖抗原存在于肺炎球菌荚膜中，根据荚膜组成成分的不同将肺炎球菌分为 91 个血清型。在肺炎球菌疫苗发明之前，70%以上的侵袭性疾病由 6~11 个血清型引起。不同地区致病的肺炎球菌血清型不同，现有的研究发现发达国家流行的血清型是 1、4、6、7、9、14、15、18、19 型和 23 型，发展中国家流行的血清型是 1、5、6、7、8、9、14、15、18、19 型和 23 型。

肺炎球菌疫苗通常用"价"表示其覆盖血清型的数量。因为导致严重肺炎的肺炎球菌血清型有好几十型，所以肺炎球菌疫苗必须能够同时提供对多种血清型的防护，也就是常说的多价疫苗。那么是否"价"数越多越好呢？不是这样的，肺炎球菌疫苗根据制造工艺的不同分为"多糖疫苗"和"多糖结合疫苗"。多糖结合疫苗，因为其独特的制造工艺，可用于 2 岁以下儿童的免疫预防。而多糖疫苗（PPV23），在国外多用于 65 岁以上老人。

1983 年 23 价肺炎球菌多糖疫苗（PPV23）上市，这种疫苗针对 1、2、3、4、5、6B、7F、8、9N、9V、10A、11A、12F、14、15B、17F、18C、19A、19F、20、22F、23F 型和 33F 型，覆盖了已知的发达国家和发展中国家的所有高危型。目前国内市场有进口的和国产的 PPV23。PPV23 的高危株覆盖率很好，但是在免疫记忆、长期保护等方面效果不理想，此外对高危群体——2 岁以下婴幼儿不能激发足够的免疫应答，因此无法给 2 岁以下婴幼儿接种。

2000 年辉瑞公司的 7 价肺炎结合型肺炎球菌疫苗（PCV7）在美国获得 FDA 批准上市，解决了 PPV23 对 2 岁以下婴幼儿免疫效果不佳的问题，使高危群体（2 岁以下儿童）可以得到肺炎球菌疫苗的保护。7 价肺炎结合型肺炎球菌疫苗（PCV7）覆盖 4、6B、9V、14、18C、19F 型和 23F 型，用于 2~23 个月正常儿童接种以及 24~59 个月高危儿童接种。

得益于多糖结合疫苗的先进技术，PCV7 涵盖了引起我国婴幼儿肺炎球菌肺炎约 80% 的血清型。PCV7 虽然没有达到 PPV23 的高危株覆盖率，但解决了高危群体——婴幼儿接种这一关键问题，所以 PCV7 进入中国后很受欢迎，很多家长给孩子接种。

2010 年辉瑞公司推出的 13 价肺炎结合型肺炎球菌疫苗（PCV13），即沛儿 13® 疫苗。该疫苗在 PCV7 的基础上新增 1、3、5、6A、7F 型和 19A 型，涵盖引起婴幼儿肺炎的高危血清型的 88%。从流行病覆盖面上看，PPV23 覆盖了所有 65 岁以上老年人群的高危血清型，PCV13 除了 15 型外都覆盖了，在覆盖率上 PCV13 接近了 PPV23，可以达到将近 90% 的肺炎球菌高危株的覆盖率。这种新型疫苗取代了 PCV7，成为 2 岁以下儿童可以接种的肺炎球菌疫苗。2014 年底沛儿 7 价疫苗国内注册证到期，导致国内唯一一种用于 2 岁以下婴幼儿的肺炎球菌疫苗断档，广大婴幼儿无法及时接种该疫苗。如今，沛儿 13® 疫苗在中国获批，使这个困扰了一年多的问题终于得到解决。

如何接种沛儿 13® 疫苗？

沛儿 13® 疫苗需要接种 4 剂，分别在 2、4、6 月龄和 12~15 月龄。对于已经接种完 PCV7 或者没有完成 PCV7 接种的孩子，应该怎么办?

表2详细说明了各种情况应该怎么办。

表2　不同年龄儿童接种日程

孩子年龄	7价和(或)13价接种史	13价推荐接种日程
2~6月龄	0次	接种3次,每次相隔8周,12~15月龄接种第4次
	1次	接种2次,每次相隔8周,12~15月龄接种第3次
	2次	接种第1次,距上次接种至少相隔8周,12~15月龄接种第2次
7~11月龄	0次	接种2次,每次相隔8周,12~15月龄接种第3次
	1~2次	7~11月龄接种第1次,12~15月龄接种第2次,相隔至少8周
12~23月龄	0次	接种2次,相隔8周
	12月龄前1次	接种2次,相隔8周
	12月龄后1次	接种1次,距上次接种至少相隔8周
	12月龄前2~3次	接种1次,距上次接种至少相隔8周
	完成7价接种	接种1次,距上次接种至少相隔8周
24~59月龄健康	未接种或未完成	接种第1次,距上次接种至少相隔8周
	完成7价接种	接种第1次,距上次接种至少相隔8周
24~71月龄高危	未接种或未完成	接种2次,未完成者第一次距上次接种至少相隔8周,8周后接种第2次
	接种13价	接种1次,距上次接种至少相隔8周
	完成7价接种	接种1次,距上次接种至少相隔8周

从表2中可以看到,不管是否接种完PCV7,都应该补种PCV13,以获得最佳的预防效果,但目前沛儿13®疫苗在中国并没有被批准为15月龄以上人群接种。

PCV13除了儿童接种外,也正在替代23价疫苗,用于老年人群的接种。对于老年人的接种程序,推荐先接种一次PCV13,然后再接种一次PPV23,这样会更好地刺激出免疫反应。

沛儿 13® 疫苗的安全性

　　13 价肺炎球菌多糖结合疫苗虽然刚刚被批准进入中国，但这并不是一个新疫苗，自 2010 年以来该疫苗全球迄今累计应用超过7.5 亿支，安全性和有效性均得到广泛验证。

　　接种沛儿 13® 疫苗后出现不良反应是正常的，包括发热、食欲下降、出现睡眠问题、注射部位出现红斑和肿胀等，但这些不良反应的发生率很低，并且往往是一过性反应，很快会好转，不必为此而惊慌。接种沛儿 13® 疫苗所获得的巨大收益，远远超过因为轻微不良反应而放弃接种所造成的巨大风险。

　　同时也要提醒大家，接种沛儿 13® 疫苗后并不能保证不得肺炎，因为还有病毒性肺炎或者其他非细菌性肺炎，也不能保证不得细菌性肺炎，因为还有少数沛儿 13® 疫苗没有覆盖的血清型，但沛儿13® 涵盖的血清型可以将患重症肺炎的概率大大地降低。

　　尽管肺炎球菌疫苗属于自费疫苗，但这是一种对中国国情适应性很高的疫苗，在不考虑经济问题的情况下，是非常值得接种的一型疫苗。

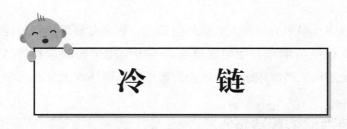

冷　　链

针对这两年连续暴露出来的疫苗事故，有一些关于疫苗储存和运输的科普文章，谈的或者不尽详细，或者不全面，这里专门谈谈疫苗的冷链。

何为冷链？

冷链是食品或药品从生产、储存、运输到销售、消费的各个环节始终处于规定的低温环境，以保证质量、减少耗损的物流系统。疫苗是一种对温度很敏感的生物产品，因此对冷链的依赖程度很高，多数疫苗需要在 2~8℃储存和运输，个别疫苗需要在 –15~50℃储存。

冷链不仅仅是保证把疫苗在 2~8℃下保存那么简单，一个有效的疫苗冷链是由三部分组成的：

- 经过良好训练的人员。
- 可靠的运输和储存设备。
- 有效的管理程序。

在很多人印象中，有了设备就成了，其实人和程序一样重要，这三者缺一不可。美国的生物制品行业从业人员定期进行相关培训，哪怕是老生常谈，也要一次又一次地加强。制定好的程序，一定要严格遵守。很多公司新人上班的前几天，要坐在那里读管理程序。

不仅疫苗生产和使用的单位，美国使用生物制剂和产品的单位，规定每天两次记录各个冰箱的温度，一年 365 天从不间断。

疫苗为何依赖冷链？

疫苗的作用是刺激身体产生免疫反应，这样当出现真正的微生物攻击时，免疫系统已经有了准备，可以及时作出反应。疫苗的效力受到多种因素的影响，环境因素是其一，不仅温度过高会影响疫苗的效力，温度过低也会影响疫苗的效力，此外光线对疫苗效力也会产生影响。

为什么疫苗不能解决对环境的依赖？

这是生物制剂的特性，疫苗业也在努力使得疫苗对环境条件更为耐受一点，但这不是疫苗研发的重点。疫苗研发主要集中在新疫苗和新型疫苗上，现有的疫苗只针对 20 多种传染病，只是人类传染病的极少部分，不能等可以常温储存运输了再上市，因为关乎数以百万计的生命。

每一次疫苗没有得到妥善的储存和运输，都会导致效力丢失，这种丢失是不可逆的。如果冷链管理不善，疫苗的效力就会彻底丢失，疫苗就变得无效。

因此，冷链就成为疫苗接种行动最有力的一环，全球疫苗接种的关键是建立冷链系统，中国计划免疫铺开之时，国际组织的援助也主要落实在冷链上。因为有了冷链，疫苗接种得以在全球推广，一些严重的传染病得到控制。冷链的投入是巨大的，在非洲，疫苗接种费用的一半花在了冷链上。

也正因为如此，冷链就成为疫苗接种行动最薄弱的一环，一且冷链管理不善，对疫苗的效力会产生严重的影响，其代价是巨大的。

一项在尼日利亚的研究，发现 400 名接种麻疹疫苗的婴儿，12 个月后有 31.4% 抗体过低，可能无法预防麻疹。疫苗按规定储存在冰柜中，经过检测，6 支疫苗有 3 支的滴度低于世界卫生组织的最低滴度。经过了解，当地经常停电，没有备用电源，可能导致疫苗经常化冻，也没有温度记录。因此得出结论，这种高比例的低疫苗效力很可能是因为冷链失效所致。

冷链失效的处理

有些疫苗储存不当能够被发现，比如出现聚集物，摇晃不开。但有些疫苗从表面上是看不出来的，尤其是粉剂的。所以靠外表是无法知道效力是否受到影响，即便属于能看出的那些，也依赖接种人员的素质，同样是靠不住的。也不可能每次接种前检测一下滴度，所以只能靠严格管理冷链，防患于未然，冷链出现故障后马上报告和处理。

疫苗失效的后果是接种者无法获得有效的防护，其后果是很严重的。

如果发现冷链失效，所涉及的疫苗要根据失效的具体情况和疫苗的种类进行处理。

如果事后发现冷链失效，则需要对接种者进行检测，或者重复接种。

最后，绝不能因为疫苗事故影响对疫苗接种的信心，也不要影响接种疫苗的时间表，在疫苗接种上是耽误不起的。

臀纹不对称是怎么回事？

　　臀纹不对称是指在婴幼儿体检的时候发现两侧大腿内侧皮肤皱褶位置不对称或数量不同，这种情况是怎么回事？

　　医生做这个检查是为了发现髋关节发育不良的迹象，髋关节发育不良是股骨头没有与关节正常结合，导致髋关节部分或者完全脱臼，绝大部分髋关节发育不良是先天性的。

　　除了臀纹不对称外，髋关节发育不良的常见症状还有脱臼一侧的腿比另一侧腿短或者外翻、两腿之间的空隙大、脱臼一侧的腿的活动性和灵活度差、跛行或用脚尖走路、蹒跚或鸭子般的步态。

　　髋关节发育不良的症状因人而异，婴儿时期主要表现为一条腿短，换尿布的时候会发现一条腿活动性和灵活度差，会走路后发现跛行。青少年和成年人则会导致骨关节炎或髋关节盂唇撕裂，出现活动性腹股沟疼痛，有的人出现髋关节不稳定感。

　　如果早期诊断并且成功治疗的话，患儿的髋关节的发育和功能都会正常。如果不治疗的话，就会出现上述并发症。即便经过合理治疗，在老年也有可能出现髋关节畸形和骨关节炎，这种情况多发生在 2 岁才开始治疗的患者身上，因此要早发现、早治疗。

　　虽然听起来可怕，但髋关节发育不良的发生率不高，约为千分之一，有的研究则发现高一些，女孩比男孩高发，比例为 8：1。髋关节发育不良有家族史，头胎发生率高，臀位出生的孩子发生率高，所以美国儿科学会建议对所有臀位出生的女孩进行超声波髋关节发育不良筛查。

先天性髋关节发育不良是多因素造成的，主要是因为在怀孕的最后一个月，子宫变得过于拥挤，导致髋关节没有处于正常位置，胎儿过大、头胎、臀位出生增加了髋关节脱臼的风险。此外还取决于胎儿对于母亲激素的反应，并且有一定的遗传因素。

后天性髋关节发育不良是因为使用传统的襁褓造成的，裹得太紧。此外儿童座椅太紧也是一个可能的因素。有些地方将婴儿绑在摇篮板上，也会导致髋关节发育不良。裹孩子要注意放松髋关节（图21）。

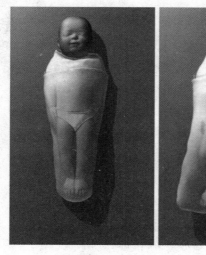

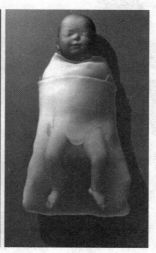

不正确　　　　　　　　　正确

图21　襁褓

在出生时和健康体检时，医生会检查孩子的腿，以发现是否存在髋关节发育不良的迹象。不仅仅要看臀纹是否对称，还要看两腿是否一样长、腿部的活动状况等，家长平时也要注意，在体检的时候提醒医生检查一下，如果发现可疑，新生儿可以做超声波，大一点的孩子需要做 X 线检查以确诊。

轻度髋关节发育不良儿童通常症状出现得较晚，这就是美国儿科学会建议筛查所有臀位出生女孩的原因。对所有新生儿进行筛查则没有必要。

治疗婴儿髋关节发育不良先从穿约束带（图 22）开始，要穿几个月。

如果无效或者孩子 6 个月以上，就要换全身的支架（图 23）。

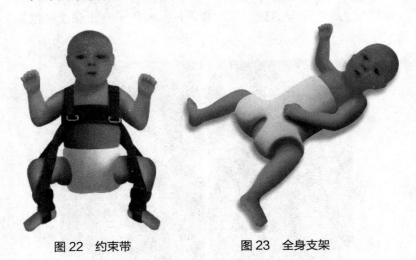

图 22　约束带　　　　图 23　全身支架

如果依旧无效的话，就需要做手术。

大一点的孩子或成人则只能通过手术进行治疗。严重的髋关节发育不良则要做关节置换手术。

髋关节发育不良虽然不常见，但也是一个值得家长们注意的问题，尤其是臀位出生的头胎女孩，需要检查一下。

有的家长咨询是否需要听医生的建议去做超声波或者 X 线检

查确诊。髋关节发育不良不能仅凭体检,尤其是不能仅凭臀纹不对称,需要通过影像学检查加以确认。家长们的顾虑是超声波和X线对孩子的危害,超声波对婴儿是很安全的,如果医生建议做超声波,就不要犹豫。X线是有一定的损害的,不要滥用,但需要的时候也应该做。髋关节发育不良的X线检查要等孩子3个月以后,因为发育到此时才能获得清楚的X线片。家长们要把握的是这一点。

髋关节发育不良是极小的概率,早期发现、早期治疗的预后很好。

舌系带过短

舌系带过短又称舌粘连，是一种较为常见的出生缺陷，发生率为 4%~11%，男婴多于女婴。

正常情况下，舌头由俗称舌筋的舌系带松松地连接到口腔的底部，这样我们的舌头才能自主地伸缩，所谓巧舌如簧。如果舌系带过短、过厚、过紧，舌头的伸缩就会受到影响，从而对孩子的口腔发育、母乳喂养和进食、说话、吞咽等产生影响。

为什么会出现舌系带过短？目前并不清楚，也许和一些基因变异有关，因为有家族性的证据。

舌系带过短是否需要治疗？医生们意见并不统一，因为很多舌系带过短在孩子 6 月龄到 6 岁之间会随着口腔的发育而自行解决，所以一派建议出生后就治疗，另一派建议等一等再说，争议的焦点在于舌系带过短对孩子的影响。

这些影响首先是母乳喂养。婴儿需要含住乳头和乳房组织，舌头的作用是盖住下牙龈以避免损伤乳头。舌系带过短的婴儿无法完全张开嘴巴，这样他们只得用牙龈吸住乳头，导致母亲的乳头很疼、出血、溃疡，孩子也很累，没吃够就累得不吃了，过不多久又饿了，对于母婴双方都不好，往往导致婴儿的体重增加缓慢。

一项小型研究发现舌系带过短的婴儿组有 25% 的母亲有母乳

喂养困难的情况，舌系带正常的婴儿组只有 3% 的母亲有母乳喂养困难的情况，但是如果用奶瓶喂养就不会出现这种情况。舌系带过短影响母乳喂养，如果不治疗的话，也可以将母乳挤出，用奶瓶喂养。

另外一项小型研究跟踪了 10 个舌系带过短并接受手术的婴儿，手术前其中 8 个有母乳喂养困难，只有 3 个做到纯母乳喂养。手术之后 4 个马上见效，3 个未见区别，坚持母乳喂养的达 6 位。提示治疗舌系带过短也许能够为母乳喂养提供益处。

舌系带过短还会出现语言障碍，发一些音时有困难。孩子大了之后口腔卫生会受到影响，容易得蛀牙和牙周病。吃冰激凌、吹乐器、亲吻等都会受到影响。

舌系带过短的治疗有两种手术。一种是很简单的舌系带切开术。由于舌系带没有多少神经和血管，这个手术既快又没有什么不适感，连出血都很少，后遗症很罕见，但有可能重新粘连。手术后可以马上喂奶。

刚出生后做这个手术的好处是根本用不着麻醉，至多局麻或者止痛药就可以了。如果孩子大一点，出牙之后就需要全麻了。成人也可以做这种手术。

另外一种手术是舌系带成形术。如果舌系带太厚，就需要修复。这种手术需要全麻，出血很少，后遗症罕见，术后需要进行一定的锻炼，以防止结疤。

至于要不要做手术，则由家长决定。不做的后果是有可能母乳喂养困难，母亲乳头疼，孩子体重轻，但并不一定出现，正如前面所提，喂养困难也不全是舌系带过短引起的。如果出生后不做，等出现问题并确定是舌系带引起的，再做也不迟。等等再看是希望过几个月随着婴儿发育而问题消失了，喂养困难可以通过奶瓶解决。如果愿意消除舌系带过短而影响母乳喂养的因素，可以出生后就做。做的话要选择正规医院，虽然舌系带切开术很简单，但个别的情况也会出现感染、伤及舌头和唾液腺等情况，不可大意。

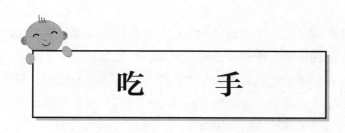

吃　手

有新手妈妈发信询问："虎老师您好！每天读您的文章已成习惯，咨询您一个问题，我家男宝宝 4 个月，现在吃手吃得厉害，买的安抚奶嘴宝宝也不接受，真担心影响他的牙齿排列，怎么办呢？有啥好方法吗？谢谢！"

吃手是年幼孩子天然的反应，吮手指、安抚奶嘴或者其他东西让他们感到安全、舒服、高兴，帮助他们了解周围的世界，这是他们自我娱乐的方式、排遣无聊的办法，让他们能够入睡。但是在成人眼里就是一种不好的行为，这孩子怎么吃手吃得这么欢？我儿子小时候很少吃手，但他吃脚趾头。一不留神，咦，这孩子怎么又练上体操了？

1 岁以内的孩子中约 3/4 有吃手的习惯，通常会在 2~4 岁消失，因此家长不必担心，您家孩子属于大多数。对于 5 岁以下的孩子，没有必要进行强行纠正吃手，大多数孩子会自己放弃，不再吃手。即便大一点的孩子依旧吃手，绝大多数也不是什么大不了的事。

1/5 的孩子在 5 岁以后还会吃手，这样就有可能出现社交问题，因为其他孩子不愿意和吃手的孩子一起玩，还会影响到牙齿的排列，甚至影响到讲话，发带 S 和其他需要用舌尖发音的词汇的时候会出现问题。此外还会导致皮肤皲裂、结痂、指甲感染等问题。

让孩子改掉吃手的毛病，不能粗暴地把手指从孩子的嘴里拿出来，那样的话会产生逆反心理。6 岁以上的孩子往往从心里希望能改掉吃手的毛病，他们需要的是帮助而不是强迫。

改正吃手的毛病，最有效的办法是让孩子参与进来。每次看到孩子不吃手，都要给予表扬，包括给予物质奖励。定期和孩子一起讨论，鼓励和支持他们继续改正。

要注意观察，看看孩子是在学校或者社交场合吃手，还是在床上或者家人面前吃手，如果是后者，问题就没那么严重。注意观察孩子在什么情况下吃手，他们往往是因为感到不安全和需要安抚的时候吃手，因此要从根子上下手，找出孩子焦虑的原因，给予孩子安抚和安慰。

上述努力效果不好的话，可以寻求专业人员的帮助。首先是牙医，请牙医向孩子解释吃手对牙齿的坏处，孩子们如果不听家长的话，往往会听牙医的话。

还没有效果的话，就得采取特殊手段。家长可以做的是用绷带把孩子常吃的手指绑住，通常是大拇指，当他们吃手的时候，会吃到绷带，以提醒他们不要吃了。在晚上睡觉的时候在手上套个袜子，让他们吃不到手指头。牙医的办法是在嘴里放可以取下来的预防吃手的装置。医生的办法是用药抹在手指头上，这样孩子吃到了就得到了提醒。

如果还不奏效的话，有可能问题比较严重，应该去咨询心理医生。

流 口 水

流口水顾名思义，就是唾液无意识地从口中流出。这种情况常见于幼儿，也常常发生在睡眠之中。

3岁以下孩子流口水是正常现象，家长不必操心。最主要的原因是出牙。在出牙期间，牙龈受到刺激，流口水是对这种刺激的反应。这种情况通常在3岁之前就结束了，因为乳牙出齐了。如果3岁之后还流口水，就需要去医院让医生检查一下。

流口水的另外一个原因是没有很好地吞咽唾液，导致口水流出来。有些孩子因为吞咽唾液的功能没有发育好，尤其是早产儿，他们吞咽唾液的功能发育得比较晚，因此流口水的时间就有可能久一些。

如果3岁之后还流口水，同时伴有语言障碍、大肌肉运动技巧障碍等，应该让医生检查一下有没有神经损伤或者发育迟缓，这种情况较为罕见，其原因是神经损伤使得口部和脸部的肌肉控制出了问题，导致过度流口水。

如果幼儿偶尔流口水的话，还有一种可能是生病，诸如扁桃体炎、咽炎等会导致吞咽困难，孩子怕疼，不敢咽口水，结果口腔和咽喉中的唾液太多，多到存不住了，就流了出来。嘴和咽喉的脓肿也会导致流口水，因此流口水可以作为患病的一个征兆。

对于孩子流口水，如果是疾病的话，就解决疾病。如果不是疾病引起的，就要经常换衣服，同时不要刺激孩子面部的皮肤、少洗脸。如果面部皮肤因为流口水出现红或龟裂的话，可以抹凡士林。经常性地给孩子喝少量的水，这样可以训练他们吞咽，时间长了，孩子能够正确吞咽了，就不再流口水了。

不少人睡觉的时候流口水，早上醒来枕头湿了一片。有可能是正常现象，也有可能有睡眠障碍，应该去医院检查一下。

还有一些人一紧张、焦虑、压力大就流口水，特别是 20~29 岁的女性，这种流口水通常不严重，只是让人很不好意思。如果存在这种情况，最好从减压开始，如果感觉有焦虑了，就有意识地吞咽。

过敏性鼻炎、食物过敏等可能导致唾液产生过多，结果流口水。

突然流口水则有可能是中毒，比如汞中毒、被毒蛇或毒昆虫咬了。还有两种情况也流口水，一是白喉，二是狂犬病，后果都很严重。前者靠接种疫苗来预防，后者靠给宠物接种疫苗来预防。

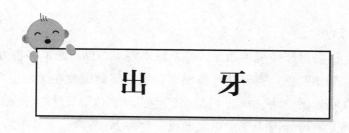

出 牙

出牙指的是从婴儿长出第 1 颗牙到 20 颗乳牙出齐的过程，通常从婴儿 6~8 个月开始，但有的婴儿在 3 月龄的时候就出牙了，有的则可能到 1 岁的时候才出牙，出牙的过程要几年。

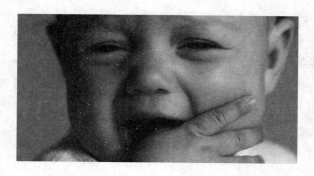

人生一大关卡

出牙是人类发育的一个必经途径，但曾几何时，出牙被认为是人生的一个关卡。因为出牙始于 1 岁生日之前，而当时 1 岁之内婴儿死亡率很高，这样两者就被很自然地联系在一起，出牙被认为是婴儿死因之一。1784 年托马斯·杰弗逊 2 岁半的幼女去世，在医生的报告上，死因是出牙、蠕虫和百日咳。根据英国注册总署的报告，1842 年出牙占伦敦 1 岁以内婴儿死因的 4.7%，占 1~3 岁幼儿死因的 7.3%。

正因为出牙被视为如此凶险，就出现了帮助出牙的各种办法。有的让牙龈起泡，有的让牙龈出血，或者将蚂蟥放在牙龈上吸血，或者在脑后做灸法。16 世纪法国医生的办法是切开牙龈让牙出来，否则婴儿就可能因为牙出不来而死，这种办法直到 19 世纪末才废除，但 1938 年英美的牙科教科书内还倾向于把婴幼儿的牙龈切开。

20 世纪上半叶流行使用出牙粉来缓解儿童的疼痛和哭闹，英语世界的出牙粉其主要成分之一是甘汞，1954 年发现出牙粉导致汞中毒，引起肢端痛，才被废止。另外还有用胶体银为重要成分的出牙粉。中东地区和印度次大陆用于出牙止痛的药物的主要成分是铅，比如其中一种的成分浓度为 98% 的氧化铅。这样东西所达到的镇痛效果，靠的是金属中毒后嗜睡、四肢无力、对各种刺激无反应等现象。

此外还有在孩子的牙龈上抹威士忌、给孩子灌肠排毒等办法。

另外一个招数是出牙玩具和奶嘴，用珊瑚、象牙和动物骨做的，起到巫术的效果，认为可以借用动物的魔力缓解孩子们的哭闹和疼痛。

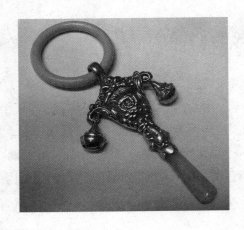

出牙对于从前的很多婴幼儿来说，确实是人生的一道关卡，不是因为出牙，而是这些号称帮助他们出牙的方法会造成严重的伤害甚至死亡。

今天的绝大多数孩子是幸福的，他们不必再受这些办法的毒害。之所以说绝大多数，是因为这些方法并没有寿终正寝。2015年美国阿肯色州一位28岁的妇女因为10个月的儿子哭闹不止而手足无措，给她母亲打电话，她母亲说孩子哭闹是出牙痛，建议她将威士忌抹在孩子的牙龈上止痛。她这样做了，直到孩子失去知觉。孩子命大最后转危为安，母亲被逮捕并控重罪。

无独有偶，孩子出牙时用威士忌这种传统方式还有不少美国人使用，甚至有的医生建议在所有办法无效后，滴儿滴威士忌。

出牙热?

直至今日，民众还有出牙热之说，孩子发热了，认为是要出牙。有出牙热之说吗?

出牙现在被认为是一个自然的过程，这是很容易理解的，因为如果按以前的理解，出牙对婴幼儿非常凶险，这就是一个极其严重的进化缺陷，是不应该存在于人类这种高等生物身上的。

从前之所以有出牙凶险的认识，是因为在出牙期间，婴幼儿死亡率很高。其原因一是各种传染病的流行，对婴幼儿的健康和生命威胁极大；二是在育儿上有很多不科学之处，这两点导致婴幼儿死亡率很高，现代医学的伟大成就之一就是通过解决了这两点而大大降低了婴幼儿死亡率，从而大大提高了人均寿命。

婴幼儿生病的时候往往会发热和哭闹，在对传染病缺乏正确的认识的年代，这种情况常常被认为是出牙的原因。随着疫苗、抗生素的出现以及婴幼儿照顾的改善，人们渐渐意识到出牙只是一种让孩子稍稍不舒服的自然进程。

2016 年 2 月发表的一项研究再次证明了一点，出牙的确会让孩子感到不舒服甚至疼痛，部分孩子体温也会升高，但不会出现 38℃以上的发热。出牙可能会让孩子脾气不好、流口水多一些、牙龈肿，也许会出现食欲减退、呕吐、腹泻、出疹、睡眠问题。

说明了什么？

如果孩子发热超过 38℃以上的话，不要用出牙热来解释。

那怎么办？赶紧带孩子去医院？

发热不是坏事，是好事，这是身体在对抗感染，是身体的自愈能力的一部分，只要孩子精神好，不是很不舒服，就不要退热，更不要乱吃药。

但是 3 个月以内婴儿发热、3~6 个月婴儿发热 39℃以上、6~24 个月幼儿发热 39℃达 1 天以上要就医。

就医不等于吃抗生素、输液，也不等于盲目退热，就医只是让医生检查一下有没有严重的问题，绝大多数情况只是病毒感染引起的普通感冒，靠身体能够自愈的。

孩子发热不再用出牙热为借口，是避免极少数严重的情况被忽视。

出牙的时候也会发生病毒感染，但这依然是病毒感染，不是出牙引起的。

出牙怎么办？

父母往往不知道孩子要出牙，直到看到小牙冒出来了。有时候孩子因为要出牙引起牙龈疼痛和敏感而脾气大、流口水以及其他温和的症状，通常发生在要出牙前 3~5 天，出牙后这些症状马上消失。

如果不能确定孩子闹是否要出牙，可以用洗干净的手指轻轻地抚摸孩子的牙龈，要出牙的话会感觉到的。如果还无法确定，可以去看医生，让医生确定一下。

咀嚼冷的塑料材质的出牙环（图 24）可以缓解孩子的不适，有助于出牙。要选择不容易被咬断、咬坏的出牙环，也可以用冷的湿毛巾代替。出牙环和湿毛巾不可咀嚼时间过长。并且做好出牙环的清洁工作。

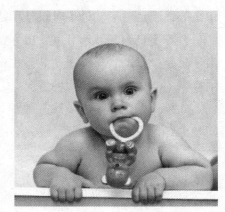

图 24　出牙环

可以让孩子吃冷的食物，比如酸奶、苹果汁或者剁碎的水果。

如果孩子疼得厉害，可以给孩子服用布洛芬。

供局部止痛的儿童用麻醉剂含有苯佐卡因和利多卡因，尽可能不要使用，尤其是 2 岁以内幼儿，因为苯佐卡因会导致高铁血红蛋白血症，利多卡因过量也会引起严重的不良反应。

孩子出生后，就应该每天用干净的湿的软毛巾擦孩子的牙龈，以去除细菌。孩子出牙后，用小号的软毛牙刷，上面涂上米粒大小的含氟牙膏给孩子刷牙，每天刷两次，如果可能的话，连舌头一起刷。由于牙膏的量很小，用不着漱口。等孩子到 3 岁左右，会吐了，再增加牙膏的量并让孩子漱口。

如果正常刷牙的话，是不用使用牙线的。对于无法刷到的牙，可以用牙线。

出第一个牙后或者到 1 岁生日以前，要开始定期看牙医。

很多家长担心出牙慢、出牙晚，通常是不必担心的，有的孩子无原因地到了 18 月龄时才出第一颗牙。

出牙晚或慢的主要原因是遗传，回去问问孩子的爷爷奶奶和姥姥姥爷，回忆一下父母小时候是不是也出牙晚或慢。

营养不良会导致出牙晚、出牙慢，但同时也会有其他症状，不出牙只是次要的。另外是甲减，也同样有其他症状。可以让儿科医生检查一下，有没有这两种情况。

如果孩子仅仅是出牙比其他孩子晚或者慢，就不要操心，早也好晚也好，快也罢慢也罢，终究会出齐的。

枕　　秃

　　婴儿在半岁之内都会掉头发，这是激素波动的原因，不过不用担心，首先担心也没有用，这件事根本无法预防，其次头发早晚能长出来。

　　但是枕秃不属于上述情况。枕秃不是因为缺钙，也不是因为激素波动。枕秃的原因有两个，第一个原因很罕见，是因为真菌感染，第二个原因，就是躺的。婴儿躺着的时间很长，如果头以某一个部位为支撑点的话，就会导致枕秃。因此枕秃是可以预防的，在预防枕秃的同时，还可以防止扁平头。

　　防止枕秃的办法之一是在孩子头枕着的部位下垫一块丝绸或者类似的东西，减少头枕部与枕头的摩擦。也不要过度地为孩子洗头，尽可能少用洗发液，或者选择温和的洗发液。

　　办法之二是尽可能让孩子少躺着。这个有一定的难度，因为曾一度提倡趴着睡，结果发现会增加婴儿猝死的风险，于是回归到仰睡上。这样一来对家长的要求就比较高，一是要多陪孩子玩，让孩子在醒的时候趴着。二是在大人清醒的时候让孩子侧着睡或者趴着睡。

　　说到这里自满一下，儿子小时候大多数时间是虎老师我带的，只要我醒着，就不让他躺着，即便他一天睡 20 个小时，也让他或者趴着或者侧着睡，过一会儿就给他换个姿势。结果那脑袋，没有一处是平的，更不会有枕秃了。

办法之三是如果孩子睡婴儿床的话，每天让他换一头躺着，就是今天躺在这头，明天脑袋和腿换个位置，后天再换回来。因为来人有动静的方位往往在一侧，孩子看东西看人有可能会稍稍侧一下，每天换，这样今天头往左边侧，明天头往右边侧，即便只稍稍侧那么一点，也能够预防枕秃。

办法之四是让孩子睡在楔形枕头上，这样可以更换位置，避免只对脑后产生压力。

上面提到了趴着睡的问题，不能为了预防枕秃而随意让孩子趴着睡，孩子趴着睡的时候必须有大人在身边而且是处于清醒的状态。

如果担心枕秃是真菌引起的，可以去检查一下。如果就是因为躺的原因，没有采取措施或者预防不得力，孩子还是枕秃了，也没什么大不了的，不必担心，这不是病，对健康也没有影响，等孩子能坐能站之后，头发就会渐渐地长出来。

总之，掉头发不必多担心，更不必因为枕秃给孩子乱治疗。

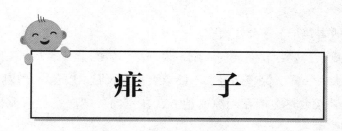

痱　子

　　所有人都出过痱子，尤其小时候，出痱子后皮肤有刺激感，有时候感觉痒，看上去一片红皮肤中出现细小的皮疹。主要发生在颈部、腹部、上胸部、背部、腹股沟、腋下等处。

　　痱子是因为汗腺堵塞，使得汗液不能挥发，形成炎症和皮疹。汗腺堵塞的原因还没有搞清楚，可能有几个因素。

　　汗腺未成熟：新生儿的汗腺还没有完全发育，更容易破损，导致汗液在皮下潴留。

　　热带或者过热：炎热潮湿的气候容易出痱子，穿衣服过多、睡觉时盖得过多容易出痱子。痱子可能在出生后第一周就出现了，尤其是孩子处于一个温暖的环境中、穿衣服太多或者发热。有些父母和祖父母怕孩子受风着凉，给孩子穿得过多过厚，家里还不敢开空调和电扇，导致孩子容易出痱子。

　　体力活动：剧烈运动、高强度的体力劳动以及能够让人出大量汗的活动都会导致出痱子。

　　长期卧床：因为各种原因不得不长期卧床的人容易长痱子，尤其是当他们发热的时候。

　　痱子一般不会引起严重问题，但有可能出现细菌感染，导致发炎和发痒的脓包。

　　预防痱子，说白了就是破除迷信，没有什么受风着凉的道理。

在夏天或者热带，不要穿太多。

在夏天，要穿软而轻的衣服，最好是棉质的。在冬天，孩子穿衣服和大人一样，保暖即可。不要穿太紧的衣服，以免刺激皮肤。

如果天太热，待在阴凉的地方，在室内要把居室弄得凉快一点、要通风。

出了痱子后，如果是夏天，穿得宽松些，尽可能待在有空调的室内，可以洗或者泡凉水澡，不要用凡士林或者矿物油，以免进一步堵塞汗腺。

治疗痱子最有效的办法是空调，皮肤冷却下来后，痱子就会很快消失。

炉甘石洗剂可以用来止痒。痱子粉要选用玉米淀粉做的，不要选含有滑石粉的，因为后者容易被孩子吸入肺里去。无水羊毛脂可以用来预防汗腺堵塞。严重的痱子可以外用糖皮质激素。

鼻中隔偏曲

鼻中隔是什么?

把一只手的食指洗一洗,伸进左边的鼻孔,右面是不是有一个直壁?然后再伸进右边的鼻孔,左边是不是有一个直壁?这两次接触到的直壁是一个东西吧?这是一块软骨,用来隔断两个鼻孔,这就是鼻中隔。

为什么会有鼻中隔?难道是因为非要有两个鼻孔?

当然不是,有两个鼻孔是为了更好地闻味道。虽然看起来两个鼻孔是一样的,但其中一个的气道小,这样空气在两个鼻孔中流动的速度不一样。有的味道最好在深呼吸时嗅到,如果在鼻孔中流动速度太慢,颗粒就裂解了。而另外一些味道需要给鼻子的嗅觉感应器一些时间才能嗅到,如果空气流动速度太快,就闻不到了。就这样两个鼻孔比一个鼻孔嗅出更多的味道来。

从人体设计的角度,鼻中隔应该在中间,但是很多人的鼻中隔不在中间,导致一个鼻孔大另外一个鼻孔小,这就是鼻中隔偏曲。大家可以检查一下自己,两个鼻孔是不是一样大小。

根据数据统计,80%的人鼻中隔都不在中间,也就是说多数人属于鼻中隔偏曲,只是程度不同。

为什么会这样?

原因

原因有几个；

先天性

有可能是在娘胎里就偏了，也可能是出生时挤偏的。印度的一项研究发现新生儿 20% 存在鼻中隔偏曲，尤其是出生体重大或者生产困难的婴儿，为了能活着出来，就顾不得鼻中隔了。

这样的鼻中隔偏曲有 S 型和 C 型，通常发生在前部。

受伤

除了出生时受伤之外，在成长过程和成人后，鼻子受伤的机会很多，各种原因碰到鼻子了，还有那些会发生面部碰撞的运动项目、车祸等，这些原因导致的鼻中隔偏曲就没有因为出生所导致的偏曲那么有型，很不规则，鼻中隔的各个区域都可能受到影响。

年老

随着年龄的增长，鼻腔的结构会受到影响，原来没有鼻中隔偏曲的有可能出现偏曲，原来有偏曲的会变得更严重。人生就是这样，老了老了，连鼻中隔都不直了。

疾病

如果有鼻炎或鼻窦炎，鼻腔组织常常水肿，会影响到鼻腔结构，导致鼻中隔偏曲出现或者加重。

症状

大多数鼻中隔偏曲的人根本不知道自己偏曲，更不要说有什么症状了，因为这种偏曲程度很小。

那些中度偏曲的人平时也没有症状，只有当鼻窦炎或者鼻黏膜炎症的时候会出现呼吸困难，其症状常常被错误地诊断为感染、过敏、普通感冒等。

偏曲如果严重的话，有可能堵塞一侧鼻腔，导致气流减少、呼吸困难，更不要说嗅觉了。

- 一侧或双侧鼻孔堵塞：这样会导致鼻呼吸困难，当感冒或过敏时，由于鼻腔水肿，这种症状会变得严重。
- 流鼻血：因为鼻中隔表面干燥，导致流血的风险增高。
- 脸部疼痛：严重的偏曲会影响鼻壁，导致该侧脸部疼痛，这个目前还有争议。
- 睡觉时呼吸声大：这种情况主要发生在婴儿和儿童身上。
- 习惯某种姿势睡觉：有的人习惯以一种姿势睡觉，这是为了更好地通过鼻子呼吸，原因正是鼻中隔偏曲。
- 一个鼻孔干燥。
- 经常鼻窦感染，而且药物无效。
- 鼻塞或者压力。
- 头痛。
- 打鼾。
- 鼻后滴。
- 睡眠呼吸暂停。

鼻中隔偏曲的并发症包括因为慢性口呼吸而导致的口干，鼻腔感到受压或者堵塞，睡眠被打断等。

是否存在鼻中隔偏曲，可以由医生来诊断，最好是由耳鼻喉科医生来诊断和决定是否治疗。

治疗

大部分鼻中隔偏曲是无需治疗的。

对于轻度偏曲，有症状的话就以控制症状为主，使用糖皮质激素、减充血剂、抗组胺药，并用生理盐水洗鼻，使用鼻扩张器。

对于严重的偏曲，则要做鼻中隔成型术，这种手术通常要在18岁之后，因为在此之前鼻中隔还在发育。这种手术可以彻底解决因为鼻中隔偏曲而导致的鼻腔堵塞，但其他症状则要看情况，很多症状并非仅仅因为鼻中隔偏曲而引起的。

对于一些严重的鼻中隔偏曲是一定要治疗的，因为会严重影响呼吸，甚至导致死亡。

腺样体肥大

腺样体和扁桃体位于口腔的后方，当张大嘴的时候，可以看到扁桃体，但看不到位于鼻腔后方的腺样体。腺样体在出生时就存在了，一直增长到3~5岁，从7岁开始萎缩，到十几岁的时候经常就看不见了。

这是为什么？

腺样体和扁桃体是免疫系统的组成部位，它们的作用是将进来的病毒和细菌消灭掉，等孩子们的免疫系统渐渐发育成熟了，腺样体也就功成身退了。总的来说，这是一种在免疫系统还未发育成熟之前不得已使用的低级防御，因此腺样体和扁桃体一样饱受病毒和细菌骚扰，导致儿童常常出现腺样体肥大。很多情况下，无法确定导致腺样体肥大的原因。

除了病毒和细菌感染外，过敏、刺激、胃食管反流等也可能导致腺样体肥大，有的孩子生下来就存在腺样体肥大。

腺样体肥大会导致鼻子堵塞、耳朵问题、睡眠问题和睡眠呼吸暂停、打鼾、咽炎、吞咽困难、颈部腺体肿大、鼻呼吸困难、咽鼓管堵塞、口干唇裂等。

腺样体肥大有急性的也有慢性的，感染消失后腺样体往往恢复正常大小，也有可能依然肿大。腺样体肥大时可达乒乓球大小，有可能严重影响鼻子的功能，给孩子造成相当程度的不适，更会造成家长的焦虑。

对于腺样体肥大没有预防手段。

治疗腺样体肥大取决于腺样体肥大的严重性，如果不是很严重的话，就采取观察的办法，特别是那些不是因为细菌或者病毒感染引起的，因为等孩子大一些腺样体会自己缩小的。争取解决导致腺样体肥大的原因，从根本上解决。

如果是感染引起的，有可能会抽血检查确定是否存在细菌感染。如果存在的话，可以口服抗生素，通常效果不错。如果不是细菌引起的或者不宜服用抗生素的话，可以短时间服用糖皮质激素。对于慢性腺样体肥大可以用糖皮质激素鼻喷剂。

如果抗生素或糖皮质激素效果不好，或者复发，或者反复出现中耳炎，就要考虑切除。腺样体切除术是简单手术，风险很小，手术之后患者的各种症状会得到缓解，25%的患者的鼻功能可能恢复正常。

腺样体往往和扁桃体一道切除，因为腺样体肥大患者通常也同时会存在扁桃体炎，而且两者一起切除比较省事。是否应该切除腺样体，还是要考虑腺样体肥大的严重性，如果经常因为感染而导致腺样体肥大，会导致鼻窦和耳部感染，感染导致的中耳积液会引起暂时性的听力丧失，这种情况就应该切除。

　　切除腺样体的坏处是在一段时间内失去了部分免疫保护，会增加呼吸道感染的风险，这个可以通过注意个人和家庭卫生来弥补。长期的话并没有什么坏处，因为腺样体迟早要退化的。切除的好处则是免去了孩子因为腺样体肥大而引起的不适，以及很多必要和不必要的治疗。

　　除了上面说的这些治疗方法之外，不要随意使用一些未经专业医生推荐的治疗方式和药物，因为腺样体肥大主要引起鼻子的症状，就出现了很多只治标的办法，比如曾经被揭露的导致儿童铅中毒的喷鼻剂。所以在出现鼻子症状时，要搞清楚原因，以免滥用治疗。

幼 儿 自 慰

自慰是人类经常性的行为，不仅两性都有，而且任何年龄都有，这种行为不仅和任何精神或者生理上的异常无关，而且还有健康上的益处，有避免传染性病、降低血压、缓解抑郁、降低患前列腺癌等疾病的风险等诸多益处。

性，只要不是在公众场所，就是正常的、健康的行为。

但是，幼儿自慰则和性欲无关。

许多家长发现孩子自慰后，慌了，这才多大岁数就心灵污染啦？！

您别慌，在此事上不能用成人的情形去套。

人类出生之后有一个发育的过程，包括靠吸收足够的营养而渐渐长大、学习语言和生活技能、在玩耍之中成长，等等，除了这些之外，还有被成人们忽视的一点：性发育。

男孩和女孩自慰很常见，主要发生在 2~6 岁之间，然后在上小学后停止一段时间，到青春期可能重新开始，这些都属于正常的行为。据统计，到 15 岁的时候，100% 的男孩和 25% 的女孩自慰到出现高潮。成人的自慰率则为男性 95%~99%，女性 40%~60%。

男孩在 6~7 个月的时候，会偶然地"发现"自己的小丁丁，然后开始像对自己的手指、脚趾、耳朵等部位一样，小心翼翼而有兴趣地探索着。有的心理学家认为幼儿如果看到裸体的女孩的话，会担心自己可能会失去小丁丁而变得像女孩一样，但由于幼儿无法表达他们的思想，这个说法无法得到证实。

女孩"发现"外阴则要晚一些，到 10~11 个月，她们可能会将一些小玩具放进去，就像将这些东西放入自己的鼻子和耳朵一样，也是在探索。

男孩和女孩会用手摩擦生殖器官，或者在枕头、玩具、床上蹭，如果从中获得快乐的话，就会重复做。大一点之后，在自慰的时候，他们会凝视、脸颊红晕、露出心不在焉的表情、呼吸加速或者不规则。如果孩子感到无聊、不能入睡、焦虑或不被重视的话，自慰的次数就会增加。

自慰是幼儿发现自己身体的必要过程，也从中获得快乐。这并不是成年那种性行为，而是单纯的自我满足。

关于幼儿自慰，有很多不正确的说法。幼儿自慰对健康是无害的，除非过于频繁使得生殖器红肿。

对于幼儿自慰，父母不要干涉，除非发生在公共场所。即便发生在公共场所，也不要粗暴地加以干涉或制止，因为对于幼儿来说，他们分不清公开和私下行为的区别，也觉得自慰和抠鼻子、抓耳朵、揪头发一样，最关键的，不要因为自慰而惩罚孩子，这样会对他们成年后自尊和性行为的满足度产生巨大的影响。

父母可以做的，是耐心向孩子解释，自慰和大小便一样，是私下而不是公众的行为。可以尝试用其他的东西将他们的手从生殖器官上吸引开；如果做不到的话，就抱去他们自己的房间，让他们在私下继续自慰。如果是在床上或者睡眠的时候发生自慰的话，就视而不见。父母有空多抱抱孩子。出现在公众场所的话，让他们拿着自己的心爱的玩具之类的，因为有时候幼儿自慰是因为来到不熟悉的场所，靠着这种行为让自己感到舒服。

　　如果孩子问起这方面的问题的话，要给予简单而正常的回答，不要传递这种行为是肮脏下流之类的信息，以免玷污孩子的心灵。如果无法回答的话，可以说不知道，然后找到正确的答案，等孩子下次问的时候再回答。在解释的时候还要让孩子了解到，身体是自己的，尤其是生殖器官，不要让其他人随便触及。

　　如果确实过于频繁，或者自慰的时候孩子的行为感到有些不对劲了，应该去看医生。

　　自慰是很多儿童成长的经历，要当作一件正常的事情来看待、处理和引导。

幼儿分离焦虑

华盛顿大学医学院做过一项研究，通过脑部扫描，对与焦虑相关的区域进行分析，等孩子2岁时候，将分离焦虑等症状与出生时的扫描结果对照分析，发现有关联，说明新生儿就有焦虑，焦虑与生俱来。

这个研究说的分离焦虑，所有的宝宝都有，只是程度不同。对于这种分离焦虑，缓解是可行的，消除是不可能的，因为这是小宝宝情感发育的一个正常阶段，孩子开始理解客体永存的概念，就是不管人物或者物体是否在附近，他们是永远存在的。父母不在身边，并不表明他们不存在，玩具也是一样的，这个概念孩子要逐步地树立，对于成人来说是很容易理解的，但对于婴儿来说是需要较长的时期逐渐培养。

从进化的角度，分离焦虑是一种进化优势，因为小孩子一抱就走，如果没有分离焦虑的症状，比如哭闹，那就被人随便抢走了。

婴儿生下来就会焦虑，当他们和父母分开的时候、对周围的人不确定的时候、听到很大的噪声或者发生突然的运动的时候，他们都会有焦虑的表现，只不过大人并没有意识到。

往父母身上爬、把头埋在父母的胸前就是焦虑的表现，这时候父母通常会安抚，这样会消除焦虑。

哭在很多情况下是焦虑的表现，因为焦虑的存在，孩子会一直哭，直到歇斯底里。然后哭到无法呼吸。

婴儿睡眠问题也可能是焦虑的表现，因为焦虑，孩子睡不好，大人也睡不好，解决婴儿的睡眠问题要考虑消除焦虑。

到了1岁，孩子的焦虑就不同了，这时候和他们的主要照顾人的分离焦虑就更为明显和严重，在18月龄的时候达到高峰。如果这期间家里出现重大变故比如亲人去世、离婚、父母失去工作、搬进新家，都会引起孩子很大焦虑。

孩子6~7个月就体现出了分离焦虑的症状，在10~18个月达到高峰，好消息是2岁之后就会消失了，所以这一段时期父母要注意这种情绪状态。

如果有一方在家里带孩子，主要是女方，确实一举两得，缓解了父母特别是妈妈的焦虑，也缓解了孩子的焦虑，有助于孩子的健康成长和家庭的平和幸福。孩子的分离焦虑会缓解很多，哭闹少，睡眠好。

如果能做到当然好，做不到也勉强不得。女人有自己的事业和追求，不是光为孩子活着的，那么可以通过以下方法解决：

- 熟人亲人。如果要走出家门，就让孩子已经熟悉的人带孩子，比如孩子的奶奶或者姥姥，这样孩子虽然也不高兴也焦虑，但会很容易适应。
- 保姆。如果雇用保姆的话，就提前几个月，这样妈妈在场的情况下，孩子和保姆熟了，就会把保姆当作依赖了。
- 练习、形成常规。先短期和孩子分开，定时定点，这种可以预期的分离会让孩子信任你，他们自己也能适应分离。在家里多练习，从离开几分钟开始。
- 告别。每次离开的时候都要和孩子告别，短暂一点，一旦离开，就不要回头，就像头一次送幼儿园，孩子哭得惊天动地，妈妈一走，就会玩得欢天喜地，当然也有个别的会哭好久。

幼儿的分离焦虑是孩子发育的必然过程，而且是暂时的。家长不要为此太过焦虑，但也不要像一些家长采取硬性的办法，那样会给予孩子过多的焦虑。多尝试，如果效果不好，就改进一下，也不要着急。比如睡眠，孩子睡不好，那就从缓解焦虑上尝试一下，让孩子能够放松，也许能够解决。关键是自己不要先焦虑不堪，那样的话孩子就会更焦虑。

幼儿很难带，但并不是所有的幼儿都难带，其中一点就是看能不能缓解孩子的焦虑。

幼 儿 斜 视

不少家长偶然间发现家里的婴幼儿眼睛有问题，一只眼看这里，另外一只眼似乎看着别处，坏了，斜视！

先稳住，看看斜视是怎么回事。

斜视的人口比例为 2%~5%，在美国相当于 600 万 ~1500 万人，在中国相当于 2700 万 ~6800 万人，所以即便自己不斜视，也见过斜视的人。

目不斜视，正人君子的标准，可是有人是心有余而力不足，因为眼睛在看一件物件时根本无法对齐，在同一时间两眼不是看着同一个所在。

幼儿出现斜视，是真的斜视还是随着年龄的增长能够消失的？

什么是斜视？

人的每只眼由 6 块肌肉控制，大脑传递信号，指挥这 6 块肌肉。正常情况下，双眼的 6 块肌肉同时接收大脑的信号并运动，如果肌肉控制出现问题了，其中一只眼就不协调了。这种情况可能总会出现，也可能只发生在人太累、生病、阅读时间久或者近距离用眼时间长了。有时候，出问题的是同一只眼，有时候，两只眼交替出问题，这种情况就是斜视。

两只眼步调一致不是为了好看，而是如果不一致的话，就不可能达到双眼视觉，会出现重影，难以有好的深度视觉，视力也不好。当斜视的时候，大脑会收到两个不同的图像，一开始大脑就糊涂了，这是怎么看到的呀？时间久了，大脑变聪明了，自动忽略斜视的那只眼传来的图像。如果不治疗的话，斜眼的视力就会下降，导致弱视。

有种情况叫假斜视，是因为多余的皮肤盖住了内眼角，或者鼻梁较宽，其实孩子双眼看的是同一个东西，但外人看上去像是斜视，等孩子的脸长开了以后就好了。

婴儿偶尔斜视还有一个原因是他们太累了。

斜视通常出现在 3 岁的时候，但大一点的孩子和成人也会发展成斜视。一旦真的是斜视了，是不会自愈的，如果不治疗的话，斜视有可能恶化，因此 4 个月以上的婴儿要让专科医生检查一下。

斜视分 4 种：内斜视、外斜视、上斜视和下斜视，前两种少见，后两种多见。另外还可以根据是持续性还是偶然发生、是固定一只眼还是双眼交替来分类。

斜视要早发现，因为越早治疗，效果越好。

不仅仅是如果不治疗有可能恶化或者导致弱视，斜视还会对患者产生心理上和社交上的影响。有一项研究，拿着 6 对双胞胎的照片，年龄为 6 岁，其中一个是斜视，另外一个正常，让 118 位 3~12 岁的孩子来选择，邀请哪位参加自己的生日聚会，结果发现有斜视的那个不受欢迎，表明斜视对孩子的成长很不利，从另一个角度证明了早期治疗的重要性。

斜视是怎么形成的?

造成斜视的因素有几个：控制眼睛的肌肉、传递信息给肌肉的神经、控制眼部肌肉的脑部中心、眼部受伤以及其他健康问题所致。

大多数斜视或者是天生的，或者在出生 6 个月内发展成的。

斜视有家族史，父母或兄弟斜视的人患斜视的风险高；远视的人患斜视的风险高，因为要努力聚光；有唐氏综合征、脑瘫、脑卒中、脑积水、脑损伤的人患斜视的风险高；努南综合征等遗传病也是斜视的危险因素；某些病毒感染，比如麻疹会增加患斜视的风险，因此更要按时接种麻疹疫苗。

斜视的治疗

诊断斜视的年纪越小，治疗的效果越好。

- 眼镜或隐形眼镜。如果儿童是远视的话，戴眼镜可以解决斜视的问题。
- 棱镜。可以减少或者消除视物时眼睛转动。
- 眼罩。把好的眼睛遮上，让斜视的眼变好。
- 视力治疗。运用疗法和锻炼让两只眼睛协调。
- 肉毒杆菌毒素。在原因未知的情况下，注射肉毒杆菌毒素，让某块肌肉变弱，暂时性地解决斜视问题。
- 手术。在其他方法无效后，用手术改变眼部肌肉的位置，有时候双眼都得手术，之后还要进行视力治疗。

孩子需要驱虫吗？

有人问到澳洲巧克力驱虫药，就从它说起吧。

澳洲巧克力驱虫药

澳洲巧克力驱虫药 COMBANTRIN，其有效成分为双羟萘酸噻嘧啶。

噻嘧啶于 1965 年问世，被列入世界卫生组织基本药物标准清单，用于治疗寄生虫感染中的蠕虫感染，包括蛔虫、钩虫、蛲虫、毛圆线虫和旋毛虫，给药方式为口服。不仅人用，也用于宠物杀虫。

噻嘧啶是一种去极化神经肌肉阻滞剂，导致蠕虫突然收缩，随即瘫痪，使得寄生虫抓不住肠道壁，于是就随着粪便被排泄出去了，或者在呕吐和腹泻被排出。由于肠道对噻嘧啶的吸收很不好，小剂量用药对宿主没有什么影响。但是如果肚子里的寄生虫很多，有可能导致肠梗阻。

如果有肝病或者对噻嘧啶过敏的话就不能服用，服用噻嘧啶只需一剂。

2 岁以下儿童不要服用噻嘧啶。

2 岁以上儿童的用量为 11mg/kg 体重，最多服药量为 1g。

澳洲巧克力驱虫药一块相当于 100mg 噻嘧啶，用法是每 10kg

体重吃 1 块，虽然没有标明上限，但体重 100kg 以上的儿童很少见，所以过量服用的风险小，除非误食。它的说明书是 1 岁以上可以服用，这一点过于宽松了，还是应该按美国的标准，2 岁以上再服用。

说了巧克力驱虫药，再说寄生虫的害处。

蠕虫的危害

蠕虫包括血吸虫和土源性蠕虫，是发展中国家最常见的感染之一，会因为下列原因导致营养问题：

- 内出血导致铁流失，因而导致贫血；
- 肠道吸收不良；
- 腹泻；
- 食欲丧失，导致能量摄入不足。

因为蠕虫感染而导致的营养问题会影响儿童的发育。蠕虫感染还会导致认知问题、组织损伤等问题。

全球有 8.7 亿儿童处于蠕虫感染的危险之中，因此世界卫生组织开展大规模儿童驱虫行动，对流行区学龄儿童进行预防性驱虫。具体要求是如果本地土源性蠕虫感染率达到 20% 的话就每年驱虫一次，如果感染率达到 50% 的话，就半年驱虫一次。

很多成人都有吃宝塔糖的经历，我们小时候隔一段时间就吃上一粒，然后有可能拉出虫子来，那么现在的孩子是否也要驱虫？

孩子要不要驱虫?

中国并不在世界卫生组织大规模驱虫行动之中，原因是近年来，中国大多数地区土源性蠕虫感染率逐年下降，不到 20% 的感染率，因此没有必要对全体儿童进行每年一次的驱虫。

但是，中国南方的一些省市，比如福建、广东、海南，儿童土源性蠕虫感染率超过 20%，甚至超过 50%，如果居住在这些地区，就要考虑是否定期驱虫。

另外，农村儿童的土源性蠕虫感染率超过城市儿童，平均在 20% 以上，如果孩子是在农村生长的，可能要考虑定期驱虫。

也就是说，看孩子在哪里生长了。

还有一条，学龄儿童比学龄前儿童感染率高，因此幼儿并没有驱虫的必要。

近年来，对世界卫生组织大规模驱虫行动的效果一直有争议。2015 年，世界银行的报告肯定世界卫生组织驱虫行动，而一项科克伦（Cochrane）综述则给予否定，这项综述引起很大的争议，因为它排除了一些非随机对照试验，而那些观察性试验往往得出有效的结论。

2016 年的一篇综述加进了其他试验的结果，结果自然是肯定世界卫生组织的驱虫行动。

2017 年的一篇系统综述和整合分析认为大规模驱虫对于土源性蠕虫感染没什么用，对于血吸虫感染，在体重上有效，但对身高、认知和就学率没有效果。

之所以有争论，是因为驱虫本身并不能解决问题，驱虫药只是把寄生虫从身体赶出去，很快就会重新感染。驱虫必须和水源消毒及讲卫生习惯相结合，实际上提供干净的水和培养讲卫生的习惯在控制寄生虫感染上的重要性远大于驱虫。

中国的情况正是如此，解决了干净供水问题，卫生条件得到大大改善，土源性蠕虫感染率便逐年下降。

还有一个原因，我们小时候常常在外面玩，接触土壤的机会很多，很容易把虫卵吃进去。现在生活在城市的孩子接触土壤的机会很少，一是城市修建得没有多少露土的地方了，二是出于安全的考虑，孩子在室外活动的时间短了，而且大人不离身边，脏玩的机会不多。

正因为存在土源性蛔虫感染，宣传不干不净的育儿观是大错特错的。

如果孩子不是生活在土源性蛔虫感染超过 20% 的地区，也不是养在农村，是没有必要定期驱虫的。

只有当孩子有症状的时候，比如屁股痒，孩子易怒、不听话、睡眠不好，或者在孩子的大便中看到可疑的东西了，就去医院检查一下，确定有寄生虫感染了，再吃驱虫药。

儿童磨牙的比例很高，和肚子里是否有虫无关。

家里要注意卫生，特别是水果蔬菜要认真清洗。要培养孩子良好的卫生习惯，勤洗手，没有洗过的手不要拿食物，也不要用脏手抹嘴巴，这样才能预防包括寄生虫在内的各种感染。

至于澳洲巧克力驱虫药，没有必要当常用药一样放在家里，需要驱虫的时候再说，医生也会开药的。